乳酸菌が病気をつくる

これまでの健康常識を覆す
乳酸菌の危険性。

体質改善コンサルタント
松原 秀樹

知道出版

はじめに

かつては、世のなかの誰もが「太陽が地球の周りを回っている」と信じていました。その常識に反して地動説を唱えたのが、コペルニクスです。今では地上説が正しいことを誰もが知っていますが、当時はなかなか受け入れられませんでした。

このように、**世のなかの大多数の人たちが正しいと信じていることが、必ずしも正しいとは限らない**のです。

医学も同じで、ある発見を機に、それまでの常識が一変してしまうことはよくあります。

例えば、50年ほど前は、「動物性脂肪が悪いから、バターを止めてサラダ油やマーガリンを使おう」と言われていました。ところが今では、サラダ油のリノール酸が炎症を悪化させ、マーガリンのトランス脂肪酸は有害であることがわかっています。

腸内細菌も、昔は菌を培養して顕微鏡で調べていましたが、近年は遺伝子解析で研究されるようになりました。それによって昔は見つからなかった菌がいくつも発見され、今まで善玉菌と言われてきた**乳酸菌が、ガンやうつ病や過敏性腸症候群などの原因になってい**

ることが明らかになりました。
さらに、次のような症状も乳酸菌が関与していることがわかりました。

・強いだるさや眠気
・いつも疲れていて、何もやる気がしない
・ブレインフォグ（頭がボーっとして、集中力や判断力や記憶力などが低下する症状）
・頻尿
・偏頭痛やめまい
・不眠
・動悸
・胃酸の逆流やゲップ
・目や喉や口の乾燥
・咳や喘息、鼻炎
・アトピーや痒み、乾燥肌
・冷や汗、手足の震え

・冷え性
・悪寒、虚脱感
・とくに理由のない不安や恐怖

こういった症状の根本原因を探っていくと、胃の乳酸菌に行き着くのです。
「乳酸菌を増やせば悪玉菌が減って、腸内環境が改善されて病気が治る」と広く深く信じられていますが、実は真逆で、**乳酸菌を減らせば胃腸が良くなって健康になる**のです。

胃腸不良――とりわけリーキーガットが、万病の根源です。

リーキーガットとは、腸から未消化のタンパク質や腸内細菌が血液に侵入することです。それによって血液中に炎症性サイトカインが増えます。つまり「炎症をおこせ！」というメッセージ物質が、全身を循環するのです。それによって全身のあらゆる箇所に炎症がおきやすくなり、インスリン抵抗性も上がります。その結果、さまざまな症状に悩まされることになるのです。
リーキーガットの原因はいくつもありますが、乳酸菌も原因の一つなのです。

「リーキーガットが体調不良の原因」とわかれば、**「今まで良いと信じられていた食事が、実は悪かった」**ことがわかります。そしてリーキーガットの原因となる食品を避けて、乳酸菌を減らしていくことで、さまざまな慢性症状が改善していくのです。

例えば、糖尿病やアトピーなども改善されていきます。

糖尿病は治らない病気とされていますが、薬が要らない状態にはできます。それは「寛《かん》解《かい》」といいます。しかし、薬を飲まずに、ごはんをしっかり食べて血糖値が正常に保てれば「治った」も同然でしょう。

アトピー性皮膚炎も、病院の治療を何年も受けて治らない人がたくさんいます。それは、食事が悪いからです。皮膚炎になる食事を続けながら、薬で治そうというのは無理でしょう。**薬はただ症状を抑えるだけで、治すわけではありません。治すのは食事**です。

しかし、「どういう食事をすればよいのか?」。

医者は教えてくれません。医者も知らないのです。

医者が考えているのは、「何という病気か?」と「どの薬を出すか?」の二つだけです。

「こんな病状になる人は、どんな食事をしているのだろうか?」などとは考えもしません。

医者は栄養学を勉強していないので、栄養や食事については何も知らないのです。

栄養士も、国が定めた栄養所要量を満たせるメニューをつくるのが仕事で、「病気を治すにはどんな食事をすべきか？」という知識はありません。

今の体調は「今までしてきた食事の結果」ですから、体調が悪ければ食事を見直す必要があります。しかし、医者も栄養士も何をどう直せばよいのか知らないのです。

私は40年以上にわたって、「食事で病気を治す方法」を模索してきました。

小学生の頃からアレルギー性鼻炎で、毎週耳鼻科に通っていましたが、6年間通った最後に「体質だから治らない」と言われました。中学に入ると間もなく慢性胃炎になり、胃液が度々こみ上げるようになりました。高校に入るとアレルギーも胃腸も非常に悪化して、一年中ひどい花粉症のような状態になりました。

そこで「体質を改善して治そう」と決意して、玄米菜食をはじめ漢方薬や健康食品や鍼灸や断食など次々に試しましたが、まったく良くならなかったどころか、かえって虚弱になって、20代の前半には真夏でもジャンパーが必要なほど重度の冷え性（低体温）になり、首から腰まで背骨全体が常に痛くて、朝おきるときは身体中がミシミシと軋んでいました。朝から身体が重だるくて、足をひきずるように歩いていました。血圧は上が80、下が50くらいという低血圧で、献血に行ったらひどい貧血で「一体、何を食べているんだ」と叱られて帰ってくる始末でした。

星状神経節ブロックやBスポット療法、減感作療法やレーザー治療なども受けましたが、まったく効果がありませんでした。鼻はずっと詰まりっぱなしでしたから口で呼吸するしかなく、口呼吸によって毎月、扁桃腺が腫れて風邪を引いていました。

36歳のとき、歯のアマルガムを除去して、症状の9割がなくなりました。初めて鼻で呼吸できるようになり、扁桃腺が腫れることもなくなりました。

あと1割を治すために栄養療法（オーソモレキュラー）を10年続けましたが、まったく変わりませんでした。いつもグッタリと疲れて身体が重だるく、首や背中が痛くて、胃腸が弱くて食が細く、冷え性でアレルギーも治らないままでした。

体質を改善するために良いと言われている食事をしているのに、なぜこんなに体調が悪いのだろうか？

その疑問が解けたのは、48歳になってからでした。高校時代から体質改善を志して30年以上もたってから、ようやく不調の根本原因が「リーキーガット」であることがわかったのです。しかしリーキーガットの原因が、すぐにわかったわけではありません。

小麦（グルテン）→大豆や雑穀（レクチン）→腸内ガス（腸内発酵）と、何年もかけて段階的にわかっていきました。そして、リーキーガットの原因を一つ一つ除去していくことで、どんどん食事が変わっていきました。

その結果わずか3年で、すべての症状がなくなりました。40年も悩まされたアレルギーがおきなくなり、胃腸も丈夫になって食べられる量が増えたため、筋肉が増えて体温が高くなり、冷えなくなりました。以前は、毎月一度は風邪を引いていたのに、食事をガラリと変えて以来、風邪を引かなくなりました。

このような体験を基に、自然免疫学（腸管免疫学）、生化学、運動栄養学、薬理学を独学して、体質を改善できる食事をまとめて「ディフェンシブ・フード」と名付けました。防御のことを英語でディフェンスといいます。ディフェンシブは「防御的な」という意味ですから、「胃腸を守る食事」ということです。リーキーガットを改善し、腸内ガスを減らす食事です。ディフェンシブ・フードは、今まで健康に良いと考えられてきた食事とは真逆です。

ですから、まず常識を改めることが必要です。

例えば、コップに真っ黒な液体が入っているとしましょう。

コップの液体を、澄んだ桜色に変えるにはどうすればよいでしょうか？

次のようにすれば変えられます。

①コップに入っている真っ黒な液体を捨てる
②コップに透明な水を入れる
③桜色の色素を入れる

体質を改善するのも、まったく同じです。

現在の体調は、今までしてきた食事の結果です。ですから今、体調が悪いということは、「今までしてきた食事が悪かった」ということです。

ところが、自分がしている食事は身体に良いと思い込んでいると、食事を変えようとはしません。そうして食事は変えずに、何か特効薬を探すのです。だから治らないのです。

体質を改善するには、まず「今まで良いと思っていたことが間違っていた」と認めることです。（真っ黒な液体を捨てる）

そして、素直な心になることです。（透明な水を入れる）

それから、正しい知識を学ぶことです。(桜色の色素を入れる)

本書を読めば、「体質を改善するにはどういう食事が良いのか?」学べるでしょう。

松原秀樹

乳酸菌が病気をつくる　◯目次

第3章　ごはんを食べれば、肌が潤い血糖値も下がる　95

第1章

乳酸菌が引きおこす
さまざまな症状

胃のなかの乳酸菌が、さまざまな症状を引き起こす

腸内フローラは、大腸の世界です。健康な人の大腸には、およそ1000種類、約1000兆個もの細菌が棲息しています。それらの細菌は、胃腸で消化吸収されなかったものを分解して、短鎖脂肪酸やビタミンや免疫を正常に保つ物質をつくっています。

小腸では、消化と吸収が行なわれています。消化とは、栄養を消化酵素によって分解していくことです。小腸で菌があまり増えると消化が阻害されてしまうので、なるべく菌が少ないほうが良いのです。

そして胃には、細菌がいないことが望ましく、**健康な人の胃には細菌が存在しない**ことがわかっています。

ところが不運にも、胃のなかに細菌が増えてしまった人たちは、さまざまな症状に悩まされているのです。かつては強酸性の胃のなかに細菌がいるわけがないと思われていましたが、近年の研究で、**胃のなかから128種類もの細菌が発見**されています。そのなかには、乳酸菌やベイロネラ菌といった「乳酸」をつくる菌もいるのです。その乳酸によって、全身にさまざまな症状があらわれるのです。

低血糖・頻尿・便秘など20以上の症状に悩まされてきた女性 ――

昨年の秋に、52歳の女性が来院されました。彼女は20代から生理痛やPMS、排卵痛、便秘などに悩まされていて、31歳で出産してからは、頭痛や手の震え、疲れやすく、だるくて起き上がるのもつらいといった症状に悩まされるようになりました。

さらに44歳から、生理不順、冷えのぼせ、ホットフラッシュ、動悸や息切れ、呼吸困難、日中20回以上で夜も2~3回という頻尿、手足のむくみ、首から肩背部のコリ、ブレインフォグ、精神的に落ち込んで何もやる気がしない、胃もたれ、腹部の膨満、おならの悪臭、左の脇腹の鈍痛、胃酸の逆流、口渇、口臭、声のかすれ、喉痛、甲状腺の腫瘍などといった数多くの症状に悩まされてきました。

甲状腺の専門病院で「橋本病」と診断されてチラージン（甲状腺ホルモン剤）を服用したら、かえって具合が悪くなったので中止しました。また、栃木県まで泊りがけで行って有名な胃腸病の医者に「過敏性腸症候群」と診断されましたが、「薬が飲めないなら、もう来なくていい」と言われて途方にくれていたそうです。

そんなとき、私のＹｏｕＴｕｂｅを見て来院されました。

あまりにも症状が多いので、次のように整理しました。

①低血糖症状（疲れて動けない・だるくて起き上がるのがつらい・手のしびれ）
②ブレインフォグ（頭痛・頭がボーっとする・やる気がしない・精神的落ち込み）
③胃腸症状（膨満・便秘・胃痛・胃もたれ・胃酸の逆流・左下腹部の鈍痛・おならの悪臭）
④ロエムヘルド症状（動悸・息切れ・呼吸困難）
⑤頻尿（1日20回以上、夜2〜3回）
⑥生理症状（生理痛・生理不順・冷えのぼせ・ホットフラッシュ）

まず胃腸のガスを減らすために、食事をディフェンシブ・フードに変えました。また、夜間に低血糖にならないように、ごはんの摂取量を増やしました。

すると、いくらか症状が軽減しましたが、「日中20回以上・夜2〜3回の頻尿」「頑固な便秘」「ごはんをたくさん食べても低血糖になる」といった難問が残りました。不思議なことに、1日20回以上も尿が出るにもかかわらず、血液検査のデータでは脱水にはなっていないのです。一体、その水はどこから出ているのでしょうか？

しばらく考えた末、「糖質が胃腸で発酵しているのだろう」と推理しました。

そして、糖質が発酵するのは「胃に乳酸菌が増殖しているからだろう」と考えて、乳酸菌を減らすサプリメントを飲むようにお勧めしました。また胃腸の動きを良くするために、「ウルソ」も飲むようにアドバイスしました（ウルソについては第4章で解説します）。

すると効果テキメンで、尿の回数が劇的に減りました。飲み始めて間もなく1日の尿数が10回に半減し、1ヵ月後には4～6回に減りました。そして便も出るようになり、夜間に低血糖になることもなくなりました。

初回から1年経って、こんなことを打ち明けました。

「今までずっと、豆腐や厚揚げやがんもどきといった大豆製品を主食のように食べてきました。また牛乳の代わりに豆乳を使って、いろいろな料理やお菓子をつくってきました。だから大豆毒で胃腸や子宮、甲状腺の状態が悪くなって、さまざまな症状が出ていたのだとわかりました。ごはんと肉か魚か卵で良いならつくるのも楽だし、買い物も楽だし、身体もだいぶ動くようになってきました。今まで料理のレパートリーを増やそうとか、1日30品目食べなきゃとか、漢方薬を煎じて飲んだりしてきましたが、ぜんぶ無駄だったとわかったので、料理本も漢方の本もぜんぶ捨てました」

彼女は、大豆と野菜が多い食事をしてきたのです。

大豆には、リーキーガットの原因となる「レクチン」が含まれていますし、甲状腺腫を誘発する「ゴイトリン」も含まれています。また過剰な「イソフラボン」は、子宮筋腫や子宮ガン、卵巣ガンなどの原因になります。

さらに、大豆や野菜に含まれている「食物繊維」によって腸内細菌が増えます。食物繊維は消化できません。消化できないものは腸内細菌が分解するので、発酵してガスが出ます。するとお腹が膨満して痛くなり、発酵するほど腸内細菌がどんどん増えていきます。

増えていくのは、「乳酸菌」です！


乳酸菌は、乳酸をつくる菌の総称です。

例えば、虫歯の原因菌として知られているミュータンス菌も、乳酸菌の一種です。

ミュータンス菌が歯にこびりついた糖を分解して乳酸に変えて、乳酸がエナメル質を溶かすことで虫歯になるのです。

乳酸は、硬いエナメル質が溶けてしまうほど強力ですから、胃の粘膜がただれてしまいます。そのため胃に乳酸菌が増えると、胃腸の具合が悪くなるのです。

低血糖の原因は「乳酸菌」だった！

血液中のブドウ糖が減少すると、低血糖になります。

軽度なレベル（60ミリグラム／dl以下）では、**だるさや疲労、悪寒や冷や汗、動悸や悪心、震えや熱感、不安感**などといった症状があらわれます。

中度なレベル（45ミリグラム／dl以下）になると、**眠気や脱力感、強い疲労感、めまい、集中力の低下、視力や聴力の低下、言葉が出ない**などといった症状があらわれます。

高度なレベル（30ミリグラム／dl以下）になると、**意識が朦朧《もうろう》として異常行動や痙攣《けいれん》などがおこり、昏睡や失明**などに至ることもあります。

糖質制限や断食などによって低血糖になるのは当然ですが、きちんと食べていても低血糖になることもあります。しっかり糖質を摂っても低血糖になるのは、なぜでしょうか？

実は、低血糖の原因は「乳酸菌」にあるのです。

胃のなかに、乳酸菌やベイロネラ菌が異常増殖しているのです。

乳酸菌もベイロネラ菌も、乳酸をつくる菌です。これらの菌が胃のなかで増えると、胃で糖質が発酵して「乳酸」に変わってしまいます。糖質が乳酸になった分だけブドウ糖が減ってしまうから、低血糖になるのです。

低血糖になると細胞のエネルギーが不足して、すぐに疲れてグッタリしてしまいます。そして、強い眠気やだるさに襲われ、悪寒や冷や汗、動悸や震え、強い不安感や虚脱感などといった症状があらわれます。頭もエネルギー不足で働かないので、集中力や記憶力や思考力などが著しく低下して、何もやる気がしなくなります。低血糖は、車でいえばガス欠、スマホでいえばバッテリー切れですから、頭も身体も働かなくなるのです。

ブレインフォグの原因は乳酸だった！

低血糖になる人たちは、ブレインフォグにも悩まされています。頭に霧がかかったようにボーっとして、集中力や判断力、記憶力が低下する症状です。このブレインフォグも、乳酸菌によっておきるのです。

胃で糖質が発酵すると、乳酸がつくられます。そして乳酸が血液に吸収されると、「乳酸アシドーシス」になります。アシドーシスとは、血液が酸性に傾いた状態です。

この**乳酸アシドーシスによって、ブレインフォグがおきる**のです。

２０１８年に、ジョージア州医科大学のラオ・サティッシュらがブレインフォグの患者30人の食生活を調べたところ、全員がヨーグルトなどのプロバイオティクスを行なっていて、腹部の膨満や痛みなどの症状がありました。そのうち78％の人の血液が、乳酸アシドーシスになっていました。(Rao SSC, et al. Clin Transl Gastroenterol. 2018;9(6):162.)

つまり、**乳酸菌によってブレインフォグがおきる**ことが明らかになったのです。

乳酸は、筋トレなどの無酸素運動によって筋肉で生じます。しかし筋肉で生じる乳酸と、胃のなかで発生する乳酸は違うのです。

無酸素運動によって筋肉で生じる乳酸は「L型乳酸」で、血液中のＬＤＨ（乳酸脱水素酵素）で分解されます。そのため筋肉痛がおきる程度で、ブレインフォグはおこりません。

一方、胃のなかで発酵によって生じた乳酸は「D型乳酸」で、ＬＤＨで分解されません。そのため長い時間、血液中に存在し、乳酸によって神経が麻痺してブレインフォグになるのです。また食後は血中の乳酸が増えるので、強い眠気に襲われます。

膨満・胃酸の逆流・便秘と下痢も、乳酸菌によっておきる

乳酸菌によって糖質が発酵すると、ガスが発生します。そのガスによって、お腹が膨満します。

また糖質が発酵してできる**乳酸によって、腸内が酸性になります。腸内が酸性になると、腸の動きが悪くなるから便秘になる**のです。

そして、**乳酸によって腸の粘膜がただれるから下痢になる**のです。

こうして便秘と下痢をくり返すのが、ＩＢＳ（過敏性腸症候群）です。つまり、**ＩＢＳの原因は乳酸菌**なのです。

また、胃のなかで発生したガスが抜けるときに、胃酸が逆流します。乳酸によって粘膜がただれると、胃酸が増えます。ガスと胃酸が多いと、ゲップが出ます。

つまり胃のなかに乳酸菌が増えると胃炎になり、胃酸が逆流したりゲップが出たりするようになるのです。

頻尿と乾燥症状

正常な尿の回数は1日8回以内で、それ以上は頻尿とされます。なかには1日に20回もトイレに行くほど多い人もいます。また夜間に2〜3回トイレに行くようだと、睡眠不足の原因にもなります。なぜ、それほど尿が多く出るのでしょうか？

頻尿の原因が膀胱にあることもありますが、膀胱に異常がなくても頻尿になる場合は、乳酸菌が原因かもしれません。

乳酸菌は糖質を発酵させて、乳酸をつくります。その乳酸は血液に吸収されて、血液が乳酸アシドーシスになります。

乳酸は肝臓で、水と二酸化炭素に分解されます。その水が尿から排泄されるので、頻尿になるのです。

さらに尿は塩水ですから、尿が多いとミネラルが失われていって脱水になります。その結果、ドライアイになって目が痛くなったり、口や喉が渇いて舌が痛くなったり、喉がイガイガしたり声がかすれたり、お肌がカサカサになったりするのです。

動悸・高血圧・のぼせ・不安・不眠・衰弱

低血糖になると、副腎からアドレナリンが分泌されます。すると**心臓がバクバクしたり、血圧が上がったり、のぼせてホットフラッシュがおきたり、不安や恐怖が増大したり、眠れなくなったりする**のです。これらは「アドレナリン症状」です。

アドレナリンによって筋肉が分解されて、筋タンパクをブドウ糖につくり変えて脳に送ります。これを「糖新生」といいます。

こうして**糖新生をくり返していると、筋肉が減っていきます**。

まず、脚の筋肉が減っていきます。すると足腰が弱くなり、腰痛や膝痛に悩まされるようになります。

次に、肩や胸の筋肉が減っていきます。すると首痛や肩こりが強くなり、五十肩にもなりやすくなります。

最後に、ヒップの筋肉が減ります。するとイスから立ち上がるのも大変になり、転倒しやすくなります。

こうして筋肉が減っていくことで、身体がどんどん衰弱していきます。

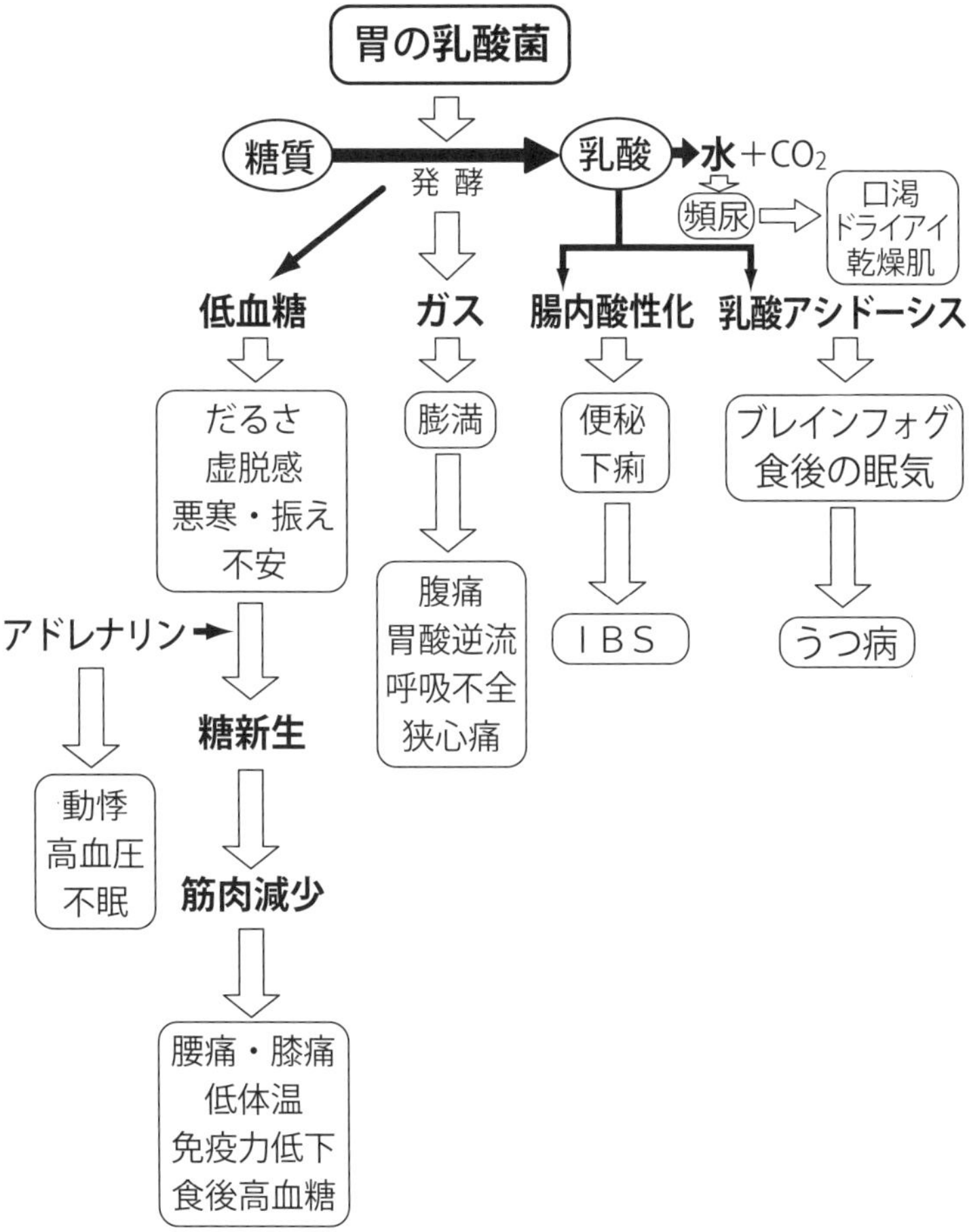

胃の乳酸菌
糖質
発 酵
乳酸
水＋CO_2
頻尿
口渇
ドライアイ
乾燥肌
低血糖
ガス
腸内酸性化
乳酸アシドーシス
だるさ
虚脱感
悪寒・振え
不安
膨満
便秘
下痢
ブレインフォグ
食後の眠気
腹痛
胃酸逆流
呼吸不全
狭心痛
ＩＢＳ
うつ病
アドレナリン
糖新生
動悸
高血圧
不眠
筋肉減少
腰痛・膝痛
低体温
免疫力低下
食後高血糖

筋肉が減るのは、脳を維持するためです。つまり筋肉を犠牲にして、脳にブドウ糖を送るのです。

そして低血糖になるのは、乳酸菌によって糖質が発酵して乳酸に変わってしまうことで、ブドウ糖が減ってしまうからです。

胃に乳酸菌が増えてしまった人は、低血糖症状とアドレナリン症状をくり返しながら、どんどん筋肉が減っていって衰弱していくのです。

低血糖がガンを発生させる！

低血糖になると、ガンになるリスクも高まります。
大腸ガンのほぼすべての遺伝子を発見し、発ガンのメカニズムを明らかにしたジョンズ・ホプキンス大学の教授・ボーゲルシュタイン博士は、**「低血糖がガンを発生させる」**という趣旨の論文を、サイエンス誌に発表しています。(Science 2009;325:1555-1559)
ボーゲルシュタイン博士らは、「低血糖になると、細胞はＫＲＡＳやＢＲＡＦといった発ガン遺伝子を変異させてブドウ糖の取り込み能力を高め、GLUT-1（ブドウ糖輸送タンパク）と呼ばれる遺伝子の発現が増える」ことを発見しました。

そして「低血糖になると、KRASという発ガン遺伝子が変異してブドウ糖の取り込み能力を高めた細胞だけが生き残り、そのなかの4％がガン化する」ということです。

つまり、ガンが発生する根本原因は「低血糖」にあるのです。

乳酸がガンを増殖させる！

ガン細胞は、乳酸によって増殖していきます。

2020年、バルセロナ大学のリカルド・ペレス・トマスらは、「乳ガン、胃腸ガン、肺ガン、泌尿生殖器ガン、黒色腫、肉腫などといったさまざまな種類のガン患者の血液中に、高濃度の乳酸が検出された」と報告しました。(Perez-Tomas R, et al. Cancers(Basel). 2020;12:3244)

ガン細胞からは、正常なレベルのおよそ10倍も高い濃度の乳酸が放出されています。ガン細胞は酸性の環境が好きなので、**乳酸菌が乳酸を分泌して酸性の環境をつくると、ガン細胞が増殖しやすくなる**ということです。

２０２０年に理化学研究所が発表した研究で、「ガンの周囲が酸性になると、ガンを退治するリンパ球（ＩＬＣ２）の機能が低下する」ことが明らかになりました。また、「実験用マウスで、乳酸をたくさんつくるように操作すると、ガン細胞の増殖が強まる」ことがわかりました。(Wagner M, et al. Cell Rep. 2020;30(8):2743-2757e.)

また、「すい臓ガンになった組織に、乳酸桿菌《にゅうさんかんきん》が多い」ことが報告されています。(Kartal E, et al. Gut. 2022;71:1359-1372.)

２００８年にオランダからランセット誌に掲載された論文では、「すい炎患者を対象に、乳酸菌を飲ませたグループと飲ませなかったグループで28日間の経過を観察したところ、乳酸菌を飲ませたグループは死亡率がおよそ3倍にも増加した」ということです。(Besselink MG, et al. Lancet. 2008;371:651-659.)

２０２２年、カナダのトロント大学が、「腸内の乳酸桿菌が、すい臓の腫瘍で免疫力を

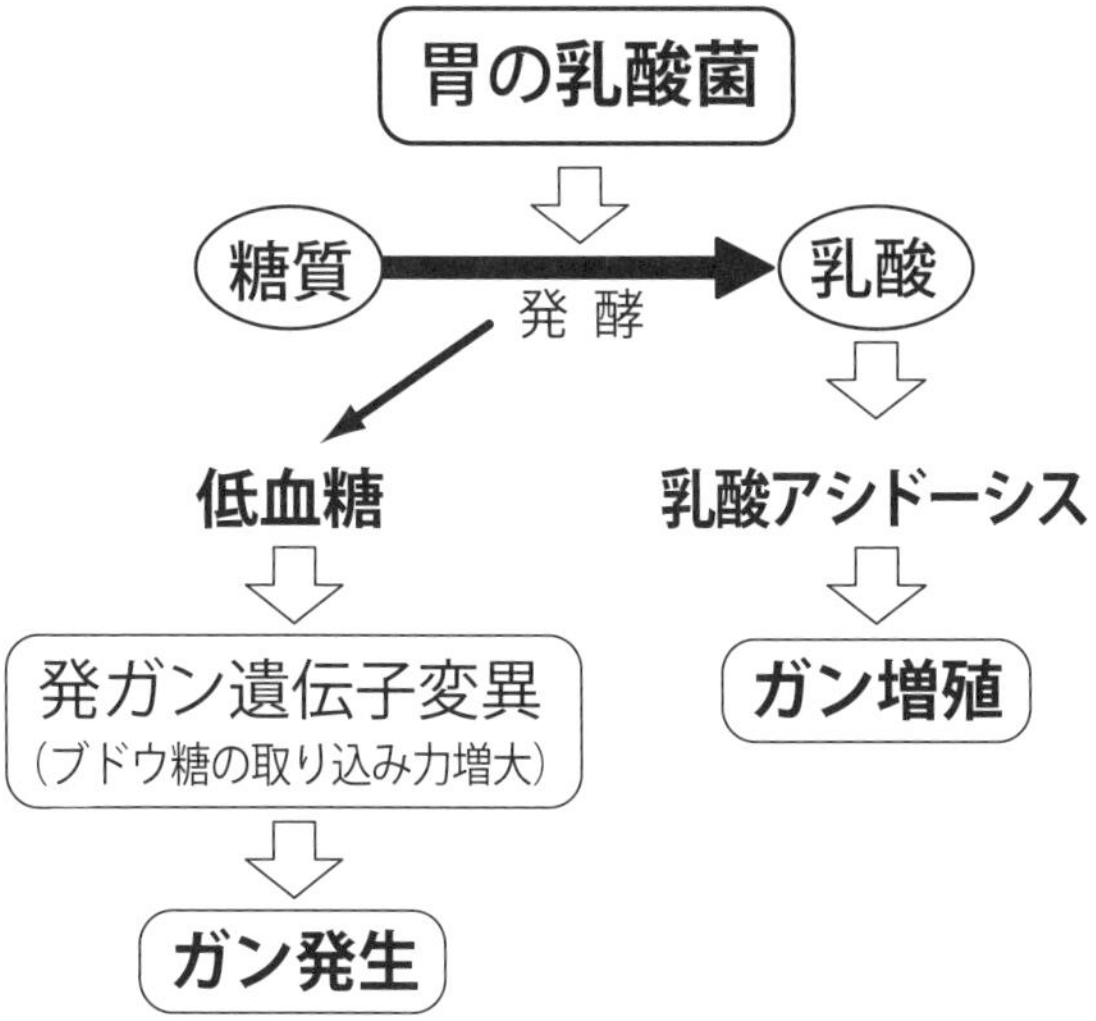

弱めて、ガンの成長を促進している」といった内容の論文を発表しています。(Hezaveh K, et al. Immunity. 2022;55(2):324-340.e8.)

２０１７年にケンブリッジ大学が行なった研究で、「食道腺ガンの半数で、乳酸桿菌がガン細胞やその周辺組織で発見」されました。(Elliott DRF, et al. Lancet Gastroenterol Hepatol. 2017;2:32-42.)

また、**「胃ガンが発生している周囲では、乳酸桿菌の著しい増加がある」**ことも明らかになっています。(Elliott DRF, et al. Lancet Gastroenterol Hepatol. 2017;2:32-42)

２０２２年に韓国が、**「胃ガンの患者には乳酸菌とベイロネラ菌が多く、正常な人には**

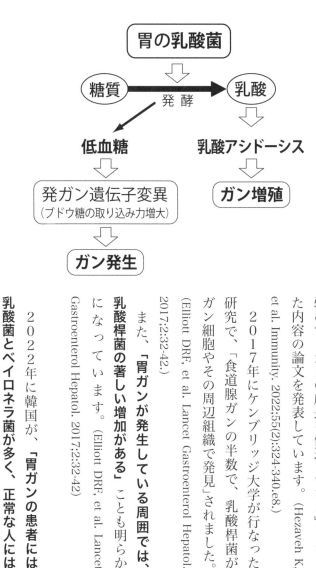

乳酸菌もベイロネラ菌もいない」と報告しています。(Park JY, et al. Sci Rep. 2022;12:4285.)

塩と乳酸菌が、胃ガンを発生させる！

胃ガンはピロリ菌が原因と言われていますが、ピロリ菌を除菌しても胃ガンは防げません。日本でピロリ菌の除菌が保険適用になって20年以上経った現在でも、胃ガンの患者数は減っていません。

２０１３年に**「ピロリ菌を除菌すると、逆流性食道炎の発生率が４倍に増加する」**と報告されました。さらに２０１９年に、**「逆流性食道炎の薬（ＰＰＩ）によって、胃ガンの発生率が7～10倍に増加する」**というベルギー、英国、スウェーデンの共同研究が報告されました。

つまり、ピロリ菌を除菌することで、かえって胃ガンのリスクが高まるということです。

ピロリ菌感染率と胃ガンの罹患率には、相関性はないのです。例えばインドのピロリ菌感染率は75％と日本よりはるかに高いのに､胃ガンの罹患率は日本のほうが7倍も高いのです。

では、胃ガンのリスクを高める要因は何なのでしょうか？

それは、塩と乳酸菌です！

ピロリ菌を除菌すると、乳酸菌やベイロネラ菌が増えることが確認されています。

(Watanabe T, et al. Gastric Cancer. 2021;24(3):710-720.)

胃ガンになるには乳酸桿菌が必要で、さらに乳酸桿菌が胃の細胞の遺伝子異常をおこすには塩が必要ということです。(Yoo JY, et al. Cancers (Basel). 2020;12(4):996.)

塩は胃腸の粘膜を傷つけますから、塩分が多い食事をしていると胃炎や過敏性腸症候群が悪化して、胃ガンにもなりやすくなります。塩分が多い食品といえば、漬物です。漬物には塩分のほか、乳酸菌も多く含まれています。

日本、中国、台湾、韓国で調査した研究では、漬物の摂取量と胃ガンのリスクが相関していました。

「漬物を毎日100グラム食べると、食べない人に比べて発ガン率が2倍ほど高くなる」ということです。(Yoo JY, et al. Cancers(Basel). 2020;12(4):996)

「漬物は野菜の発酵食品だから、たくさん食べても大丈夫」という考えは改めたほうがいいでしょう。

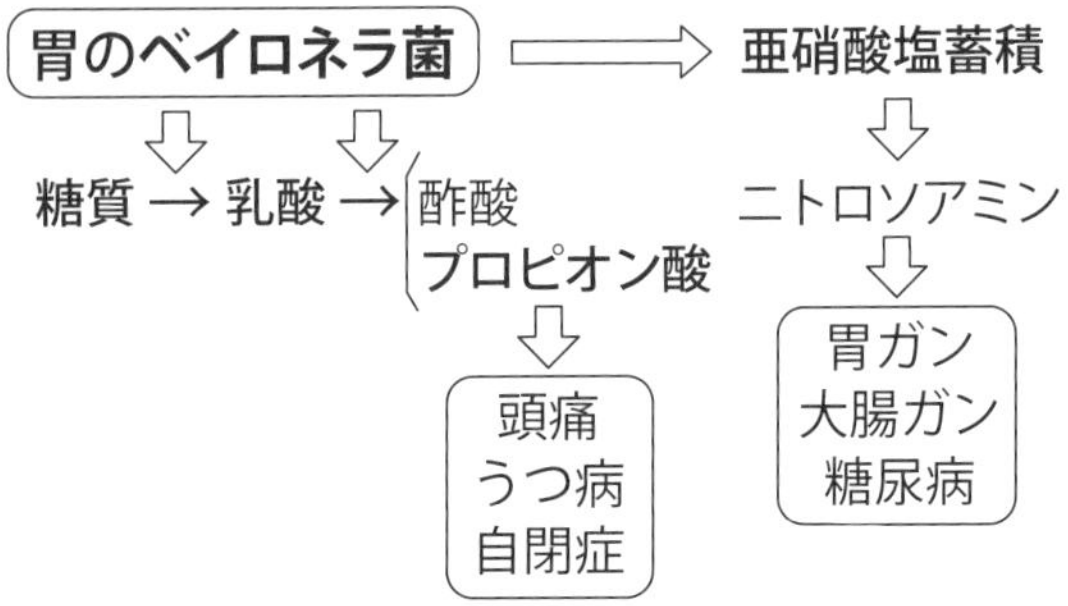

ベイロネラ菌が、発ガン性物質を増やす！

胃のなかには、ベイロネラ菌も増えます。ベイロネラ菌はグラム陰性の嫌気性球菌で、乳酸菌と同じく乳酸をつくります。そして乳酸を、酢酸やプロピオン酸に変えます。

プロピオン酸は、脳に炎症をおこしたり、神経の発達を阻害したりして、頭痛やうつ病、自閉症を引きおこす原因となります。

またベイロネラ菌は、亜硝酸塩《あしょうさんえん》を蓄積します。亜硝酸塩は、ボツリヌス中毒を防ぐためにハムやソーセージなどの加工肉に添加されている発色剤です。**亜硝酸塩は、胃のなかで発ガン性物質のニトロソアミンに変化して、胃ガンや大腸ガンの原因となります。**

また血液中のニトロソアミン濃度が高くなると、すい臓のインスリンを分泌するβ細胞が破壊されて、インスリンの分泌能が低下します。そのため、糖尿病の原因にもなるのです。

干し芋で糖尿病になる？

干し芋を毎日食べていると、糖尿病になるかもしれません。これは、干し芋に糖尿病を誘発する成分が含まれているというわけではありません。

干し芋を食べると、歯に糖が粘着します。すると口のなかの菌が糖を分解して「乳酸」をつくります。乳酸が歯のエナメル質を溶かしていって、虫歯になるのです。

歯にこびりついた糖は、歯垢も増やします。歯垢は、歯周病菌の塊です。歯周病になると歯茎が歯を支えられなくなって歯を失うことになりますが、それだけはありません。**歯周病菌が分泌する毒素によって、インスリンの効きが悪くなり糖尿病になる**のです。

また**歯周病菌は、脳のβアミロイドを増やして認知症を引きおこしたり、心臓病や肺炎や下痢や関節リウマチなどを引きおこしたりする**こともあるのです。

干し芋に限らず、あんこや羊羹《ようかん》なども同じです。**あんこの半分は砂糖ですし、羊羹は7**

割が砂糖です。クッキーやカステラ、ケーキなども同じで、小麦粉と砂糖と油脂でできています。アイスクリームは3割も砂糖が入っていて、増粘剤も入っています。

甘くてベタベタ・ネットリした食べ物は、なるべく食べないほうがいいのです。

乳酸菌がカンジダを増やす！

「カンジダを乳酸菌で減らそう」としている人が多いですが、実は、乳酸菌はカンジダを増やしてしまうので逆効果になります。

日本酒の製造法から、乳酸菌の特徴を知ることができます。

日本酒をつくるには、まずお米を蒸して麹を入れます。すると、デンプンが麦芽糖になります。

麦芽糖になったところに、乳酸菌を投入します。すると、雑菌がすべて死滅します。

それから、酵母を入れます。すると、麦芽糖がアルコールに変わっていって、日本酒になります。

蒸し米＋麹 ➡ 麦芽糖
⇩
乳酸菌投入 ➡ 雑菌死滅
⇩
酵母菌投入 ➡ アルコール
⇩
日本酒

ここからわかるように、乳酸菌は他の菌を皆殺しにしてしまうのです。

そして乳酸発酵のなかで生存できるのは、酵母（カビ）だけです。

つまり、**乳酸菌が多いほど酵母が増殖しやすくなる**のです。

腸内で増えやすい酵母が、カンジダです。カンジダは、カンジダ性膣炎や水虫の原因になります。

カンジダが増殖すると、腸で糖質がアルコールに変わって酔っ払ってしまいます。これは「酩酊《めいてい》症」といって、お酒を飲まなくても血中のアルコール濃度が高くなります。そのため猛烈な眠気やだるさを感じて、疲労困憊した状態になります。

お酒を飲まないのに血液検査でγ-GTPが高い場合は、腸で糖質がアルコールに変わっているのかもしれません。

乳酸菌は腐敗菌

発酵というと良いイメージがありますが、実は発酵も腐敗も同じで、「菌が栄養を摂って、何かを生成する」ことです。人間にとって有益なものが生成されれば「発酵」といい、有害なものが生成されれば「腐敗」というのです。

では、乳酸は有益でしょうか？

もちろん有益ではないでしょう。ですから乳酸菌は、「腐敗菌」なのです。一部の養鶏家は、このことを知っています。鶏糞を肥料にするために発酵機に鶏糞と乳酸菌を入れると、とてつもなく臭くなるからです。悪臭を放つのですから、発酵ではなく腐敗でしょう。

また食品産業においても、**乳酸菌は食品を腐敗させる「悪玉菌」**とみなされています。肉や海産物や野菜を加熱加工し、保存料を加えたり真空包装したりして、低温で輸送・保存しても、嫌気性でグラム陽性菌である乳酸菌だけは生き残ります。そして日数が経つにつれてどんどん増殖していって、食品を腐敗させていくのです。

乳酸菌は、自らが分泌する乳酸によってつくられる強い酸性に耐えるために、アミノ酸をアミンに変えます。このアミンが、アレルギーを引きおこすのです。

乳酸菌とアレルギー

ピロリ菌研究の第一人者である元ニューヨーク大学の微生物学教授、現ラトガース大学先端バイオテクノロジー・医学センター長のマーティン・ブレイザー博士は、長年ピロリ菌を研究して、**『ピロリ菌に感染している人たちは、喘息や花粉症、皮膚炎といったアレルギー疾患が少ない』**という事実を見出しました。

また、2009年にスウェーデンの研究で、**『ピロリ菌が少ない胃のなかには、乳酸菌とベイロネラ菌とプリボテラ菌が増えている』**ことが明らかになりました。(Dicksved J, et al. J Med Microbiol. 2009 Apr;58(Pt4):509-516.)

つまり、ピロリ菌が乳酸菌の増殖を抑えているのです。

ということは、**乳酸菌がアレルギーを引**

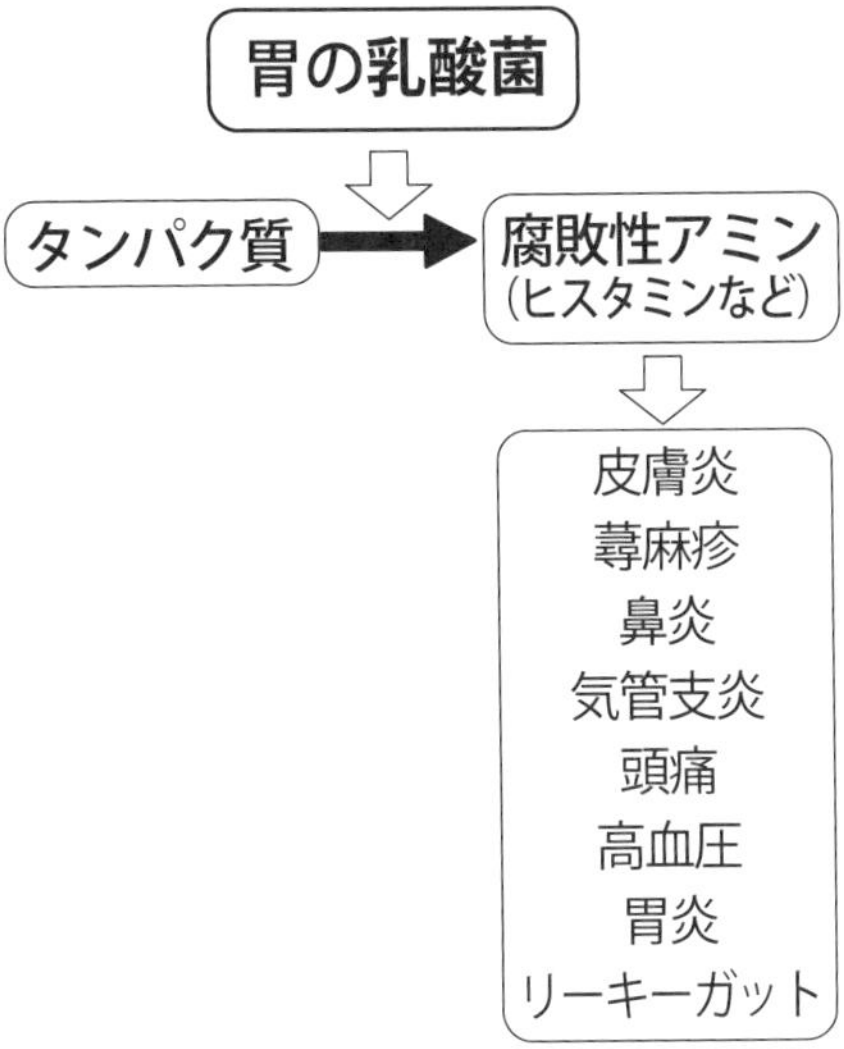

きおこすのです。

乳酸菌とアレルギーの関係は、どうなっているのでしょうか？

アレルギーを引きおこすのは、ヒスタミンです。

胃腸のなかで乳酸発酵（腐敗）すると、タンパク質（アミノ酸）が腐敗して「腐敗性アミン」がつくられます。

例えばヒスチジンというアミノ酸が腐敗すると、ヒスタミンになります。ヒスタミンが血液に吸収されると、顔が赤くなったり蕁麻疹が出たり、頭痛や発熱などといった症状があらわれます。

必須アミノ酸の一つであるリジンが腐敗すると、カダベリンになります。カダベリンはヒスタミンの作用を強めて、アレルギーや皮膚炎や蕁麻疹などといった症状を引きおこします。

シジミに多く含まれるオルニチンというタンパク質が腐敗すると、プトレシンになります。プトレシンもヒスタミンの作用を強めて、アレルギーや皮膚炎や蕁麻疹などといった症状を引きおこします。

またチロシンというタンパク質が腐敗すると、チラミンになります。チラミンが血液に吸収されると、頭痛や発熱、発汗、高血圧などといった症状があらわれます。

つまりタンパク質（アミノ酸）が腐敗することで、ヒスタミンをはじめとする「腐敗性アミン」が胃腸でつくられて、**皮膚炎（痒み・湿疹・蕁麻疹・ニキビ・酒さ）**、**鼻炎（くしゃみ・鼻水・後鼻漏・蓄膿症）**、**気管支炎（咳・痰・喘息）**といったアレルギー症状が引きおこされるのです。

ビフィズス菌と酪酸菌

ビフィズス菌が良いという説は、微生物学者のエリー・メチニコフが「ヨーグルト不老長寿説」を提唱したことから始まりました。

メチニコフは、ブルガリアやコーカサスなどの健康長寿者が多い地域を調査して、彼らの便が臭くないことに注目し、それは彼らがヨーグルトを毎日食べているからだろうと考えました。そして、ヨーグルトを食べれば腸内環境が改善されて健康長寿になると提唱し、自らも毎日大量のヨーグルトを食べました。

ところがメチニコフは、動脈硬化を伴った尿毒症で、わずか71歳で亡くなりました。健康でも長寿でもなかったのです。

ビフィズス菌は、乳酸と酪酸をつくる菌です。乳酸や酪酸が増えすぎると、腸内が酸性過多になります。英国のアダムらが、カプセル内視鏡を使って過敏性腸症候群の患者の腸内を調べた結果、「過敏性腸症候群の人たちは、健康な人と比べて大腸内の酸性度が高い」ことがわかりました。

健康な人の大腸内は弱酸性（約pH6）ですが、過敏性腸症候群の人たちは酸性過多（約pH4）になっているのです。(Farmer, Adam D. et al. "Caecal pH is a biomarker of excessive colonic fermentation." World Journal of Gastroenterology: WJG 20.17(2014):5000.)

ビフィズス菌も「善玉菌」と言われてきましたが、**潰瘍性大腸炎やクローン病の人たちの腸内にはビフィズス菌が増加している**(Nishino K, et al. J Gastroenterol. 2018;53:95-106.) という事実から、増えすぎれば有害なのは明らかでしょう。

2022年に、台湾の研究者たちが患者を調査した複数の報告を解析した論文でも、「アルツハイマー病患者にはビフィズス菌などが多い」「花粉症の患者にはビフィズス菌などが多い」と報告されています。

また酪酸は腸のエネルギーとなり、腸の粘膜を厚くして病原体の侵入を防ぐと言われていますが、一方で、大腸ガンのリスクを高めることがわかっています。

２０２１年に有明ガン研究病院が、酪酸と大腸ガンの関係を調べました。大腸ガンと診断された患者からサンプルを採取して遺伝子解析で酪酸との関係を分析し、**「濃度にかかわらず酪酸が大腸ガンを誘発する」**と結論づけられています。(Okumura S, et al. Nat Commun. 2021;12(1):5674.)

酪酸をつくる酪酸菌を飲むことが、果たして健康に良いのでしょうか？

第2章

乳製品と野菜と果物が、乳酸菌を増やす！

消化されない糖質が菌を増やす

ヨーグルトや漬物、サプリメントなどから乳酸菌を摂るのはもちろん、「乳酸菌のエサ」になる食品も乳酸菌を増やします。どんな食品が、乳酸菌のエサになるのでしょうか?

もっとも基本的なことは、**「消化されないものは、菌が食べて発酵する」**ということです。菌が栄養を食べると発酵（腐敗）してガスが出て、菌が増えるのです。

胃腸内の発酵（腐敗）を抑えるための食事として、低フォドマップ食が知られています。低フォドマップ食より一歩進んだ食事法が、アメリカの胃腸専門医であるノーマン・ロビラード博士が提唱する**「ファスト・トラクト・ダイジェスション食」**です。「消化困難な人のための食事」という意味です。

ノーマン博士は、**ガスが発生する五つの成分**を明らかにしました。

①乳糖
②果糖
③レジスタント・スターチ（難消化性デンプン）
④食物繊維

⑤人工甘味料

ノーマン博士は、この五つの成分をできるだけ控えることで、過敏性腸症候群やＳＩＢＯ（小腸内細菌増殖症）、胃酸の逆流、咳や痰、副鼻腔炎などの症状が改善できることを証明しています。低フォドマップ食との違いは、食物繊維を加えていることです。

ノーマン博士は実験で、**「わずか30グラムの糖質が発酵すると、10リットルものガスが発生する」**ことを確かめています。

つまり消化されない糖質を摂ると、胃腸内で大量のガスが発生するということです。食物繊維を20グラム、果糖と乳糖で10グラム、合わせて30グラムを摂取すれば、腸内で10リットルもガスが発生するのです。

乳製品に含まれる「乳糖」は、ほとんどの日本人が消化できません。そのため乳製品を摂ると、お腹が痛くなったり下痢したりするのです。

消化できない乳糖をエサにして、乳酸菌が増えます。ですから牛乳やチーズ、ヨーグルトをはじめ、生クリームやアイスクリーム、チーズケーキ、ミルクチョコレート、ミルクティーなどを摂ることによって、胃腸の乳酸菌がどんどん増殖していきます。

果物や果汁に含まれる果糖も、乳酸菌を増やします。砂糖は、ブドウ糖と果糖が一分子ずつ結合した糖ですから、半分は果糖です。黒砂糖も同じで、半分は果糖です。

また果糖はカンジダの大好物ですから、果糖を摂るほど腸内のカンジダも増えます。

ごはんを冷蔵すると、消化されにくいレジスタント・スターチになります。ですから、ごはんを冷蔵して食べると食後に血糖値が上がりにくくなります。しかし消化されない糖質が発酵してガスを出し、菌が増えます。そのためお腹が膨満して胃腸が悪くなります。

糖質オフを謳ったダイエット食品に使用されているアセスルファム・カリウムやアスパルテーム、キシリトールやマルチトール、スクラロースなどといった人工甘味料は、消化されないので血糖値は上がりませんが、腸内で発酵してガスを出し、菌が増えます。

ガスを発生する成分のなかで、もっとも多く摂取しているのが食物繊維でしょう。オリゴ糖も食物繊維の一種です。

次のような食品は食物繊維やオリゴ糖が多く含まれていますので、たくさん食べるとガスが大量に発生して、菌が増殖します。

①野菜（とくに玉ネギ・ゴボウ・レンコン・ニラ・ニンニク・ラッキョウ・スイカ）
②豆類（豆腐・豆乳・枝豆・煮豆・きなこ・カシューナッツ・ヘーゼルナッツなど）
③芋類（サツマイモ・里芋・山芋・キクイモ）
④キノコ（椎茸・舞茸・エノキ・エリンギ・キクラゲ・シメジ・ナメコなど）
⑤果物（バナナ・柿・桃・白桃・リンゴ・ミカン・ザクロなど）
⑥雑穀（玄米・大麦・小麦・ライ麦・キヌア・ヒエ・アワ・キビなど）

これらの食品は健康に良いものと信じられていますが、実は真逆で、たくさん食べると胃腸が膨満して体調が悪くなるのです。

野菜をいくら食べても治らない

「野菜が悪いはずないだろう！　何をバカなこと言ってるんだ！」

そんな罵声が飛んできそうです。

「野菜を食べれば腸がきれいになって、腸がきれいになれば血液が浄化されて病気を防いだり治したりできる」と多くの人が信じています。

ところが実は、**野菜をたくさん食べるほど腸が悪くなる**のです。その結果、腹痛や腰痛になったり、脚がしびれたり、首や肩が痛くなったり、頭が痛くなったり、胃酸が逆流したり、咳や痰が出たり、鼻炎や皮膚炎になったりなどさまざまな不調に悩まされることになるのです。

なぜかというと、食物繊維は消化されないからです。消化されないものは、腸内細菌によって分解されます。すると発酵して、ガスが発生します。ガスがたくさん発生すると、腸が膨満します。その結果、全身にさまざまな症状が引きおこされるのです。

論より証拠！　18年もアトピー性皮膚炎に悩まされてきた31歳の男性が、たった1ヶ月で痒みが激減してステロイドが不要になり、前著『大豆毒が病気をつくる』（知道出版）のアマゾン・ブックレビューに、次のような体験談を書いてくれました。

18年の不調がたった1ヶ月でV字回復した！

ＹｏｕＴｕｂｅで松原先生のことを知り、「野菜を食べすぎると体調が悪くなる」という話を聞いて、世間の常識とはあまりに乖離していたので最初は受け入れられませんでした。

ですが、この本の内容を読み、先生のＹｏｕＴｕｂｅやブログを見て、

野菜の食物繊維は人が消化できないため

←

腸内細菌が発酵してガスを出す

←

大量のガスが小腸や大腸を圧迫し、さまざまな不調を引きおこす

という理屈に納得でき、自分の身体で実験してみることに。

私は13歳の頃から陰部の痒みが出て、18年間人にもなかなか言えない箇所なので、ずーっと基本一人で悩み、さまざまな病院に行き、良いと思ったものを試してきました。

ここ最近は毎日痒みのことばかり考えてしまって、日常生活を送るのが辛い状態でした。

そこで1ヶ月前から思い切って野菜をすべて辞め、白米、魚、肉を中心にした食生活に切り替えてみました。

私の陰部の皮膚はずっと赤みがかっていて、皮膚が伸びたように柔らかくなってしまっていたのですが、たった1ヶ月で皮膚の色が正常に戻り、皮膚が引き締まるようになりました。

他の体調不良でしたら思い込みということもありますが、皮膚に関しては見た目で明らかに違うので、改善したかどうか客観的にわかります。

18年使い続けてきたステロイドを、この1ヶ月一切使わずに生活できています。

これは18年間で初めてのことです。

また陰部の痒みに加えて、ここ数年は、
・右足の皮だけ剥けて、若干痒い
・全身がチクチク痒い（痒いので硬めのタオルを買ってゴシゴシ洗っていたくらい）
・食後にだるすぎて、横にならないといけない
といった症状があったのですが、この1ヶ月で、
・左足と同じようにキレイな足になり
・全身のチクチクした痒みは消失し
・食後でもすぐに洗い物ができて、ウォーキングにも行けるようになった
といった変化がありました。

お腹もずーっと張っている感じがあったのですが、野菜を一切やめてみたら、お腹に柔らかさを感じるようになりました。今まで腹筋だと思っていたお腹の硬さは、実はガスによるものだったようです。（笑）

おそらく自分の体内では、以下のような事がおこっていて、痒みを引きおこしていたのだと思います。

野菜の食物繊維は人が消化できないため
←
腸内細菌が発酵してガスを出す
←
大量のガスが小腸や大腸を圧迫する
←
小腸が圧迫され腸壁が広がり、未消化物が血液に漏れ出す
←
身体が「異物が入ってきた」と認識し、アレルギー反応をおこす
←
腸に近く、皮膚が柔らかい陰部に痒みが出る

このようになっていたのだと思います。

さらに実験を続けて、味噌や納豆というすでに発酵されていて、身体に良いとされている食材もやめてみたところ、痒みがさらに減りました。今の僕は、味噌や納豆すら発酵して、ガスを出して不調を引きおこしてしまうようです。

また、ワカメも食べると不調になり、ノリは大丈夫でした。食物繊維のなかでも、不溶性の食物繊維はアウトで、ノリなどの水溶性の食物繊維であれば大丈夫なようです。

18年悩んできた陰部の痒みが、野菜を食べることによるガスによって引きおこされていたなんて……まったく頭にありませんでした。

また、18年前から痒みがおこったのと同時に、うつやだるさも始まり、18年かけて悪化する一方でした。

これらの症状もこの1ヶ月で、

・朝の絶望感がなくなり、気分が以前より良くなる

・休日だるくて寝たきりだったのが、四つの用事をこなせるようになった

・だるくてすぐに横になりたい状態だったのが、毎日3000歩ウォーキングに行けるようになった

このような変化がありました。

まだまだ最高に良い状態とまではいきませんが、わずか1ヶ月で、生きるだけで辛くて仕方なかった状態から生きられる状態になり、自分の人生に希望が持てるようになりました。

松原先生がおっしゃるには、「3ヶ月くらいから調子が良くなってきて、3年も経つと不調だったのを忘れるくらいになる」と。今はそれを楽しみに日々の食事に気をつけていこうと思っています。

「野菜が不調を引きおこす」

今多くの日本人が抱えている不調も、もしかしたら野菜によるガスが原因なのかもしれません。身体に良いとされているものが、実は悪影響を及ぼしていた、という逆転の発想。

少しでもこの本が気になっている方は、ぜひ一読して自分の身体で試してみてください。長年の不調が治るかもしれません。

PS・「便秘になりました」とレビューを書かれている方がいましたが、僕も野菜を食べなくなって2、3日、便秘になりました。ですが、便の状態は前よりも良く、健常な便になっています。（以前は細く、柔らかすぎる便でした）　―後略

以上が、たった1ヶ月でアトピー性皮膚炎が改善した男性が書いてくれたレビューです。いかがでしたか？

彼は、教員免許を持っている頭のいい人です。しかし、皮膚炎やうつ病といった不調のために、教員にはならず別の仕事をしています。

理解力があって、性格が素直で実行力もあるから、このような劇的な回復をされたのだと思います。

あなたも、「いろいろな治療法を試してみたけど良くならなかった」のではないでしょうか？　治らないのは、「野菜をたくさん食べている」からかもしれません。

その後1年で、12人の皮膚炎が治った！

この男性のあと、2022年の9月末から1年間に男女12人が、食事をディフェンシブ・フードに変えてアトピーや乾癬が治りました。

長年、乾癬に悩まされてきた60歳の女性は、大豆食品をやめて、ごはんと肉をしっかり食べるようになって半年ほどで治りました。

生まれた頃からアトピーだったという44歳の男性は、顔は真っ赤で、首から足までザラザラ・ガサガサの肌でしたが、ごはんをしっかり食べるようにしてから間もなく顔の赤みがなくなり、3ヶ月後にはスベスベの肌になって、まったく痒みがなくなりました。

58歳の男性は、見た目にはたいしたことはありませんが、身体中が痒くなるということでした。食事をディフェンシブ・フードに変えて、ごはんをしっかり食べるようにしたところ、約4ヶ月で痒みがなくなりました。

生まれてからまもなくアトピーだったという19歳の女性は、全身に小さな湿疹ができていました。今まで玄米や野菜を中心にした食生活をしてきて、栄養療法で超高額なサプリメントを1年半も飲んできましたが、まったく改善しませんでした。ところが食事をディフェンシブ・フードに変えて、白米のごはんをしっかり食べるようにしたところ、わずか1ヶ月半ですっかり治ってきれいな肌になりました。1ヶ月半で治ったのは、最短記録です。

3姉妹全員がアトピーで、自分が一番ひどかったという36歳の女性は、高校卒業後に上京してヨガや自然食や吸玉（カッピング）などで治そうとしてきましたが、ヘモグロビンの数値が8台（正常は12以上）になるほどの貧血になってしまいました。パンやアイスクリームや果物などをやめて、ごはんと肉や魚をしっかり食べるようにしたところ、わずか3ヶ月で9割ほど改善し、5ヶ月でとてもキレイな肌になりました。

博多で印刷業を営む64歳の男性は、若い頃からアトピーでしたが、食事をディフェンシブ・フードに変えて1年ほどで治りました。

アトピーのために銀行を退職して起業した58歳の男性は、北海道に旅行したとき皮膚炎が急激に悪化しました。そんなとき私のＹｏｕＴｕｂｅを見て、食事をディフェンシブ・フードに変えました。すると、わずか1週間で症状が激減し、３ヶ月で9割ほど改善しました。

小学生からアトピーだった自動車整備工の43歳の男性は、アトピーを治すために玄米と野菜を食べていましたが、どんどん皮膚の痒みが増していきました。食事をディフェンシブ・フードに変えたら急速に痒みが減って、３ヶ月で8割ほど症状が減りました。

また、名古屋の女性からこんなメールを頂きました。

「いつもありがとうございます。先生のＹｏｕＴｕｂｅを見させて頂き、本（『大豆毒が病気をつくる』）を読ませて頂き実践した結果、感謝の気持ちを伝えたくてメールさせて頂きました。

娘は高校生のころ重度のアトピーでした。私はいろいろ調べすぎて、どれが正しいのかわからなくなり、そんなときに松原先生のＹｏｕＴｕｂｅに出会い、すべてが私のなかで腑に落ちた気持ちで本当に救われた思いでした。ディフェンシブ・フードを実践しました。そして先日、アトピーが完治したといっていいほどキレイな肌になり、娘は結婚式を迎えることができました。本当に先生のYouTubeに出会えたことに心から感謝しております」

この親子にお会いしたことはありませんが、私のYouTubeを見て食事をディフェンシブ・フードに変えたところ、重度なアトピーが治ったということです。

乾燥型のアトピーを患い20年たち、ステロイドをやめて10年以上経ったという長野県に住む42歳の男性は、私のYouTubeを観て、本も3冊読んで、今年の春からディフェンシブ・フードを始めました。そして5ヶ月後に、こんなメールを頂きました。

「ディフェンシブ・フードに切り替えて食物繊維を制限し、5ヶ月経ちました。あれほど頑固だったアトピーが、外で汗をかいても耐えられるほど良くなり、ガサガサだった肌がサラサラになってきています。去年の同じ時期より、症状はずっと楽です。もっともっとキレイになるように続けたいと思います」

さらにその1ヶ月後に、こんなメールが届きました。

「ここ最近アトピーは全体的にとても良くなって、例えば膝裏の頑固な色素沈着も薄くなって一見わからないくらいまでになりました」

食事を変えて半年で、アトピーが治ったということです。

2017年から蕁麻疹《じんましん》を発症した富山県に住む60代の女性は、グルテンフリー、玄米食、乳製品や肉や魚を避け、豆乳や大豆タンパクと野菜中心の食生活をしてきて症状がどんどん悪化していき、2023年の3月には体重が40キロを割ってしまいました。

何を食べたら良いのかわからなくなり対策を探して、私のYouTubeを見つけたといいます。そして、『自律神経を整える食事』『大豆毒が病気をつくる』『首をゆるめて自律神経を整える』を読んで、8月末から食事をディフェンシブ・フードに変えました。

はじめは便秘になって、夜半から朝方にかけてあらわれる蕁麻疹の痒みに悩まされていましたが、1ヶ月後にこんなメールを頂きました。

「これまでの食事は野菜中心（とくに根菜類）、玄米、大豆タンパク（豆乳、豆腐）、動物性タンパク質は鶏肉を少々といった『アレルギー反応が出ないもの』というものでした。それの結果、慢性タンパク質不足、栄養失調（体重計による身体測定）の警告でした。それで不快度が日に日に増していったので、今までとは真逆のディフェンシブ・フードに切り替えてみました。

結論から申し上げます。ここ1週間は、夜中の蕁麻疹が出なくなりました。それにより睡眠の質も良いものになってきていると実感しています。また、排便もすっかり元のようにすっきりと改善しました。ようやく腸内環境が整ってきたのだと確信しています。

今後も、レクチンや果糖、悪い油や塩などを排除しながら、ディフェンシブ・フードを続けていきたいと思います。本当にありがとうございます」

最後に、子供の頃からアトピーに悩まされてきた横浜市に住む50歳の女性です。彼女はアトピーを治すために、20代の頃に玄米菜食やナチュラルハイジーン（野菜や果物の生食）といった食事をして皮膚炎が悪化して、30代で甲状腺機能低下症になり、糖質制限を5年間続けて皮膚がいっそう悪化して、乾癬になりました。3年ほど前から雑穀米を食べるようにしましたが改善せず、朝おき上がるのもつらいほど疲れてグッタリしていました。

そんなとき私のＹｏｕＴｕｂｅを見て、『大豆毒が病気をつくる』と『自律神経を整える食事』を読み、食事をディフェンシブ・フードに変えました。

すると、たった3週間で、もっともひどかった首の乾癬が消失しました。上腕にはまだ乾癬が残っていますが、黒ずんだ色と肌の隆起が半分ほどに減りました。子供の頃から40年以上も悩まされてきた皮膚炎が、わずか3週間で半減したのは驚異的な早さでしょう。

はじめに紹介した男性を含めて、わずか1年3ヶ月で計13人のアトピーや乾癬の症状が、食事をディフェンシブ・フードに変えたことによって改善したのです。

全員に共通していたことは、「治すために野菜をたくさん食べて逆に悪化して、いつまでも治らなかった」ということです。野菜を減らして一時的に便秘になる人もいますが、数週間のうちに自然に出るようになります。便の量が多いから治るというわけではないのです。

運動後の痒みと呼吸困難が、2ヶ月で消失!

4年前に、16歳の女子高生が母親と一緒に来院されました。彼女は小さいときから新体操をしてきましたが、練習後にきまって身体中が痒くなって、喘息のような呼吸困難になってしまうということでした。

症状を聞いて、すぐにリーキーガットと腸内ガスが原因とわかりました。新体操で飛んだり跳ねたりすると、腸管が揺さぶられて「腸温」が上がります。するとリーキーガットになり、腸から未消化なタンパク質や腸内細菌が血液に侵入して、アレルギーがおきるのです。

また、腸が揺さぶられるとガスが上がってきて、横行結腸に集まってきます。すると横行結腸が膨張して横隔膜が下がりにくくなるため、息が吸いにくくなるのです。

母親に「今までどんな食事をしてきたのか？」と伺うと、雑穀と野菜を中心にした食事で肉を控えて豆類を多く摂るようにしてきたと言いました。つまり、ガスがたくさん出る食事です。そういう食事を続けてきたから、治らなかったのです。

食事をディフェンシブ・フードに変えたら、わずか1ヶ月で呼吸困難がおきなくなり、2ヶ月後には痒みもなくなりました。さらに、むくみが取れて体重が4キロも減って、スカートやパンツがゆるくなったと大喜びされました。母親も体重が2キロ減ったそうです。

この例でわかるように、**雑穀や野菜や豆類を中心にした食事では治らない**のです。

アトピー治療の試行錯誤

開業して以来33年間にわたって、何人ものアトピー患者をみてきました。

初めてみたアトピー患者は女子高生で、全身、頭から足までひどい皮膚炎でした。４ヶ月目に脱ステロイドのリバウンドがピークになった後、急速に回復していき、８ヶ月で治りました。そして1年後には、普通の女性よりはるかにキレイな素肌になりました。

しかし、その後いらした２名の高校生は治りませんでした。

さらにその後に相談にいらした女子高生は、半年で完全に治りました。

こうして開業して３年ほどの間に４名のアトピー患者をみて、半数はキレイに治り、残り半数は治りませんでした。その後も年に一人か二人くらいのペースで、度々アトピー患者の相談に乗ってきましたが、治るか治らないか五分五分でした。同じ指導をしているのに、治る人もいれば治らない人もいる、その理由がわかりませんでした。

２０１２年に「リーキーガットが原因」と知ってから治癒率が7割くらいに上がりましたが、それでも治らない人はいました。その当時は、炎症を抑えることに主眼をおいていました。炎症を抑えるためにアレルゲンを避けるのはもちろん、炎症を促す小麦（グルテン）や果糖やサラダ油（リノール酸）などを控え、オイルで保湿するといった方法でした。
２０２１年に、炎症を抑えることよりも、肌を丈夫にするほうが大事だと気づきました。肌が丈夫になれば、些細な刺激で痒みや炎症がおきなくなるからです。そして、肌を丈夫にするためにもっとも重要なのは、ごはんをしっかり食べることだとわかりました。（ごはんでなぜ肌が丈夫になるのかについては、次の章で説明します。）

ごはんでお肌が潤うことに気づいて間もなく、63歳のご夫婦が来院されました。奥様は5年前から乾癬になり、顔中に小さな湿疹ができていて真っ赤になっていました。また腕や腰、お腹、脚には、直径5センチ程度の楕円形の斑点がいくつもできており、夜中に掻いてしまうので、毎朝シーツが血だらけになっていました。大学病院でステロイド治療をしたらかえって悪化してしまったので、何もしないまま何年も放置していました。

彼女は、10年以上前に大腸リンパ管腫で手術して、5年前にも大腸憩室炎《だいちょうけいしつえん》で入院したことがありました。その後も腸が悪くて、毎日何度もトイレに駆け込んでいました。

ご主人も1年前から乾癬になり、奥様よりは軽度でしたが、下痢とポッコリお腹の肥満体型に悩んでいました。痩せるために毎朝5時におきて、マラソンをしていました。

このご夫婦は30年以上にわたって、野菜・豆類・雑穀が中心の食生活をしてきました。

「その食事が原因なのです」と説明すると、かなりショックを受けて呆然としていましたが、その日からディフェンシブ・フードに変えました。すると、わずか3日で夜寝ているときの痒みが激減しました。寝ている間にあちこち掻いて毎日シーツが血だらけになっていたのが、シーツに血が付くことがなくなりました。また下痢も治って、トイレに行く回数が激減しました。4ヶ月後には、顔の赤みがなくなりました。

ご主人の乾癬は、3ヶ月で完治しました。また、お腹はすっかり凹んで、体重が79キロ↓69キロと10キロも減り20代の頃の体型に戻りました。ポッコリお腹の正体は、腸のむくみでした。**食物繊維という消化できないものが大量に入ってくると、腸は粘液を出して「薄めよう」とする**のです。すると**腸内が水分過剰になって、むくんでしまう**のです。むくんで重くなった腸が下垂して、お腹が出ていたのです。また、過剰な水分を大腸で吸収しきれないため下痢になっていたのです。

「まさか、ご飯をたっぷり食べて、こんなに痩せるとは！」「今まで冷蔵庫が野菜で一杯だったのに、今はガランとしています。野菜を食べずに、肉を食べて健康になるなんて！」と、お二人ともとても驚いていました。

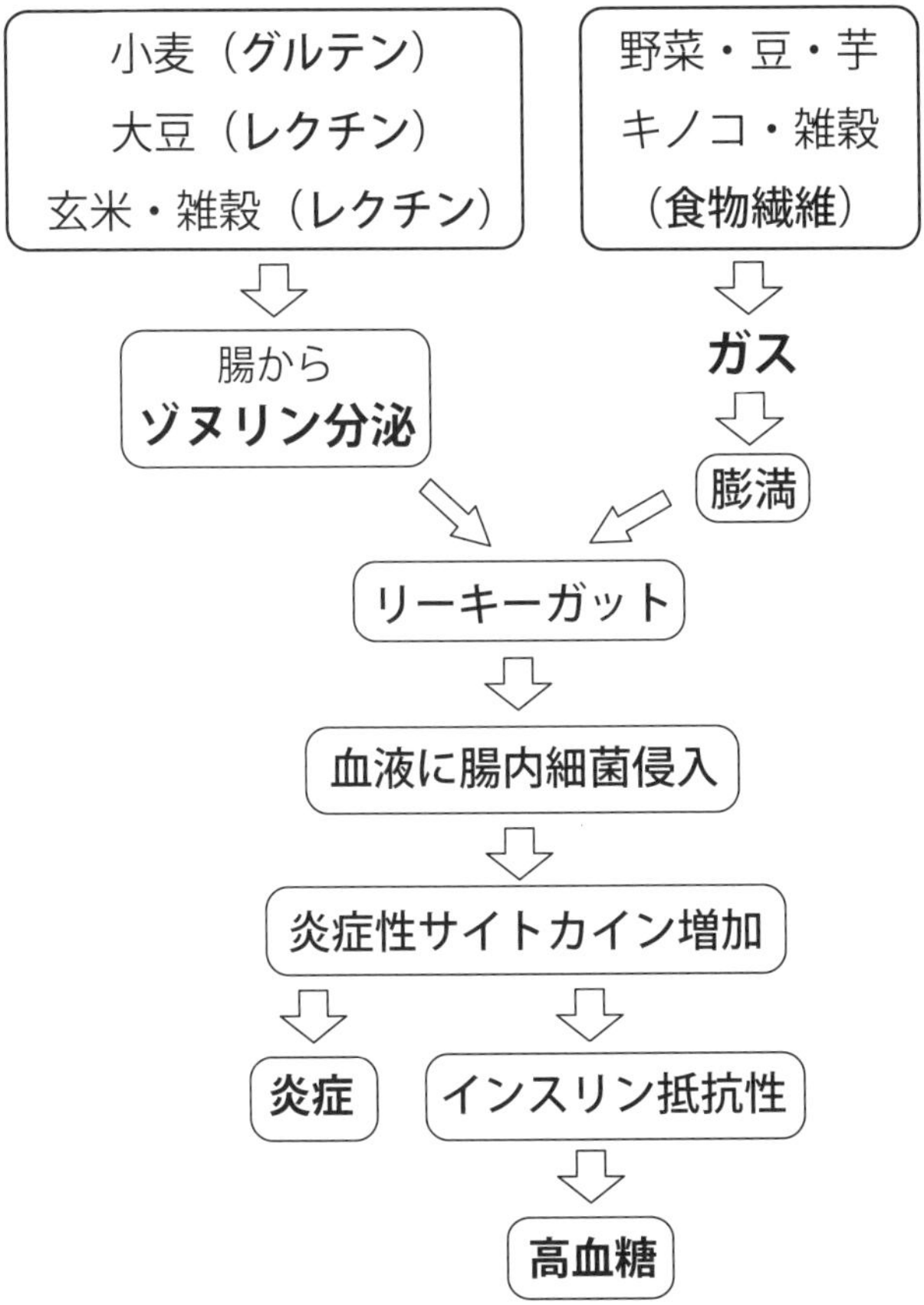
小麦（グルテン）
大豆（レクチン）
玄米・雑穀（レクチン）
野菜・豆・芋
キノコ・雑穀
（食物繊維）
腸から
ゾヌリン分泌
ガス
膨満
リーキーガット
血液に腸内細菌侵入
炎症性サイトカイン増加
炎症
インスリン抵抗性
高血糖

彼らは、野菜をたくさん食べてきたことで腸が悪くなって炎症体質になり、雑穀を食べていたことでお肌がカサカサになって、乾癬になったのだと考えられます。

彼らの改善ぶりを見て、**「野菜を減らして、白米ごはんと肉や魚をしっかり食べる」**ことで間違いないと確信しました。

その翌年の7月から1年で、10名のアトピーや乾癬の人たちが改善しました。

さらに、その翌年（2023年）、痒みが増す要因が「塩」であることがわかりました（塩については、第5章で説明します）。

また、**ごはんを食べると痒くなったり、猛烈な眠気に襲われたり頭がボーっとしたり、腹痛や下痢や逆流がおきたりするのは、胃のなかに増えた乳酸菌が原因**であることがわかりました。

減塩や乳酸菌を減らす方法を加えて、7月から3ヶ月で3名のアトピー、乾癬、蕁麻疹が改善しました。

糖尿病の60代男性二人が、薬が不要になった！

同じ時期に、糖尿病の男性が2名来院されました。

一人は64歳の男性で、ヘモグロビンA1cが7・9ありました。

彼は私のYouTubeを見て、『大豆毒が病気をつくる』を読み、大豆と小麦をカットしました。すると間もなく空腹時血糖が103、ヘモグロビンA1cが5・1に下がりました。

もう一人は60歳の男性で、15年前にヘモグロビンA1cが11・9もありました。10年以上にわたって糖尿病の専門医から「ごはんは1食120グラム以内にするように」と指導されていました。

しかし私は「ごはんは好きなだけ食べていいけど、パンは食べないように」とアドバイスしました。続いてバナナをやめるように、さらにヨーグルトと豆腐をやめるようにアドバイスしました。

これらの食品を半年ほどかけて段階的にやめていったところ、便やおならの悪臭がなくなりました。すると間もなくヘモグロビンA1cが6・2に下がって、糖尿病の薬も降圧剤も高脂血症の薬も不要になりました。

はじめはごはんを恐る恐る食べていましたが、しっかり食べても空腹時血糖値が上がらず、ヘモグロビンA1cも検査のたびに下がっていきました。

薬を飲まないで、ごはんをしっかり食べて血糖値もヘモグロビンA1cも正常値ということは、実質的には「治った」といえるでしょう。

77歳男性の腰痛と坐骨神経痛

3年前に、腰痛と右の坐骨神経痛で77歳の男性が来院されました。

はじめは「ゴルフで痛めた」と言っていましたが、「糖尿病はないのですか?」とお聞きすると、「実は糖尿病なんです。なんでわかるんですか?」と驚かれました。

「糖尿病と診断されたので、玄米食や糖質制限などいろいろやってきたのです。そうしたら足が弱って身体を動かすことも億劫になって、ゴルフもできなくなった」と言いました。

私は「ごはんを食べないと足腰が弱くなって腰痛も治らないから、ごはんは好きなだけ食べてください」と言って、その代わり食べてはいけないものを教えて、マグネシウムを補給するローションを毎日すり込むようにアドバイスしました。

毎月1回の施術を続けたところ、1年後に坐骨神経痛が完全になくなりました。そして1年半後には、237あった血糖値が116になり、7・9だったヘモグロビンA1cが7・2に下がり、中性脂肪も265から100に下がりました。そして何より身体を動かす活力と筋力が回復して、またゴルフができるようになりました。3年経った今でも、好きな工作やゴルフを楽しんでいます。

このように、糖尿病でもごはんをしっかり食べれば筋力が回復して、腰痛が治って運動できるようになるのです。

カロリーや糖質を制限すると、筋肉が減ってしまう！

カロリー制限や糖質制限、野菜から食べるなどといった食事で糖尿病が治ることはなく、徐々に薬が増えていくだけです。そして、いずれは腎臓が悪くなって透析しなければいけなくなります。

カロリーや糖質を制限すると、どんどん筋肉が減っていきます。なぜかというと、脳にブドウ糖を送るために、筋肉が分解されていくからです。筋肉を分解して、タンパク質をブドウ糖につくり変えるのです。これを「糖新生」といいます。糖新生をくり返していると、どんどん筋肉が減っていきます。

筋肉が減ると、足腰が弱くなって腰痛や膝痛に悩まされるようになり、満足に歩けなくなります。そうして歩かないでいると、さらに足腰の筋肉が減っていきます。その結果、転びやすくなり、転んだら骨折して入院することになります。すると大抵、車椅子生活になってしまいます。

筋肉が減るのは、手足の筋肉だけではありません。**胃腸を動かす筋肉も減っていきます。**その結果、食事量が減ります。すると栄養が不足して、貧血になります。貧血ということは酸素を運ぶ赤血球が足りないのですから、全身が酸欠になります。そのため息切れしたりとても疲れやすくなったり、めまいがおこるようになります。また胃腸が動かないと、便秘にもなります。

体温の大半をつくっているのは筋肉ですから、**筋肉が減れば体温も低くなります。**そのため身体が冷えて、**免疫力も低下します**。免疫力が低下すれば、コロナやインフルエンザや肺炎などといった感染症にかかりやすくなり、発ガンリスクも高くなります。

喉の筋肉も減ります。すると嚥下《えんげ》（飲み込み）が悪くなって誤嚥《ごえん》（食べ物が気管に入ること）しやすくなり、いずれ肺炎になって入院することになります。

筋肉が減ると、脳の神経細胞も減ります。脳の神経細胞は毎日減り続けていますが、同時に新しい細胞も生まれています。減る細胞と新たに生まれる細胞のバランスが取れていれば、歳をとっても脳の機能を保てます。

脳の新生細胞は、運動によって増えることがわかっています。しかし、筋肉が減って運動量が減ると、脳の新生細胞が増えません。その結果、どんどん脳が小さくなっていき、うつ病や認知症になってしまうのです。

筋肉が減ると、食後の血糖値も高くなります。食後に腸から吸収されたブドウ糖は、肝臓と筋肉に蓄えられます。ところが筋肉が減ってしまうと、ブドウ糖を蓄えられる量が少なくなってしまいます。だから筋肉が減るほど、食後の血糖値が高くなるのです。

つまり、カロリーや糖質を制限すると筋肉が減って、かえって血糖値が上がりやすくなってしまうのです。

筋肉が減ると、脱水や熱中症にもなりやすくなります。体内の水のおよそ6割は、筋肉に蓄えられているからです。筋肉が減ると、いくら水分を摂っても、その水を蓄えられません。体内の水分量が減ると、体温の調節がうまくできなくなります。そのため脱水や熱中症になりやすくなるのです。

このように糖尿病の治療のための食事は、筋肉が減って衰弱して、腰痛や膝痛や神経痛をはじめ、転倒による骨折、貧血、息切れやめまい、冷え性、感染症やガン、誤嚥性肺炎、うつ病や認知症、食後高血糖、脱水や熱中症などといったさまざまな弊害を引きおこすのです。これが「治療食」といえるでしょうか？

野菜をたくさん食べても、糖尿病は防げない

「野菜をたくさん食べれば、糖尿病を防げる」というのもウソです。「野菜から食べる」というベジファーストも、子供騙しにすぎません。

世界でもっとも野菜を多く食べている中国が、世界中でもっとも糖尿病人口が多いので

す。ヨガやヒンズー教の影響で菜食主義者が多いインドも、中国に次ぐ糖尿病大国です。人口比率でみても、両国とも糖尿病罹患率が高いです。野菜を多く食べている国々に糖尿病が多いのですから、**野菜をたくさん食べても糖尿病を防げない**ことは明白です。

防げないどころか、糖尿病を誘発する野菜もあります。

ホウレン草や小松菜、チンゲン菜や春菊や青汁などに含まれる濃い緑色の成分「硝酸態窒素《しょうさんたいちっそ》」は、胃で発ガン性物質のニトロソアミンに変わって胃ガンや大腸ガンの原因となり、すい臓のインスリンを分泌するβ細胞を破壊して糖尿病を引きおこします。

野菜をいくら食べても、大腸ガンは防げない

食物繊維が良いと言われるようになったのは、英国の医師であるデニス・パーソンズ・バーキットが「食物繊維が大腸ガンを防ぐ」と提唱したことによります。

バーキット医師は宣教師としてアフリカ・ウガンダに渡って、住民の生活をよく観察しました。そして、アフリカの排便回数が多い民族に大腸ガンが少ないことに気づいて、「食

物繊維が多い食事によって排便が多くなり、腸がキレイになるからだ」と考えたのです。

ところが後になって、「ウガンダに大腸ガンが少ない理由は、食物繊維が多いからではなく、寿命が短かったからだ」とわかりました。ほとんどの人は、ガンになる前に亡くなっていたのです。

今世紀になって、「大腸ガンの予防と食物繊維は無関係である」という研究結果が続々と出ています。

２００５年、国立ガン研究センターが約９万人もの大規模な疫学調査を行った結果、**「野菜や果物をたくさん食べても、大腸ガンは防げない」**と発表しています。(Tsubono Y, et al. Br J Cancer. 2005;92:1782-1784)

ほとんどの大腸ガンは大腸ポリープから発生しますが、２０１７年、中国とスウェーデンの研究で、**「食物繊維を増やしても大腸ポリープの再発を防げなかった」**と発表されています。(Yao Y, et al. Cochrane Database Syst Re. 2017;1(1):CD003430)

つまり、**野菜をたくさん食べても大腸ガンは防げない**のです。

腸内ガスによって息が吸えなくなり、心臓も圧迫される――

野菜や豆や芋などに含まれる食物繊維は、消化されません。消化酵素がないからです。胃腸で消化されないものは、大腸で腸内細菌が分解します。すると発酵して、ガスが発生します。

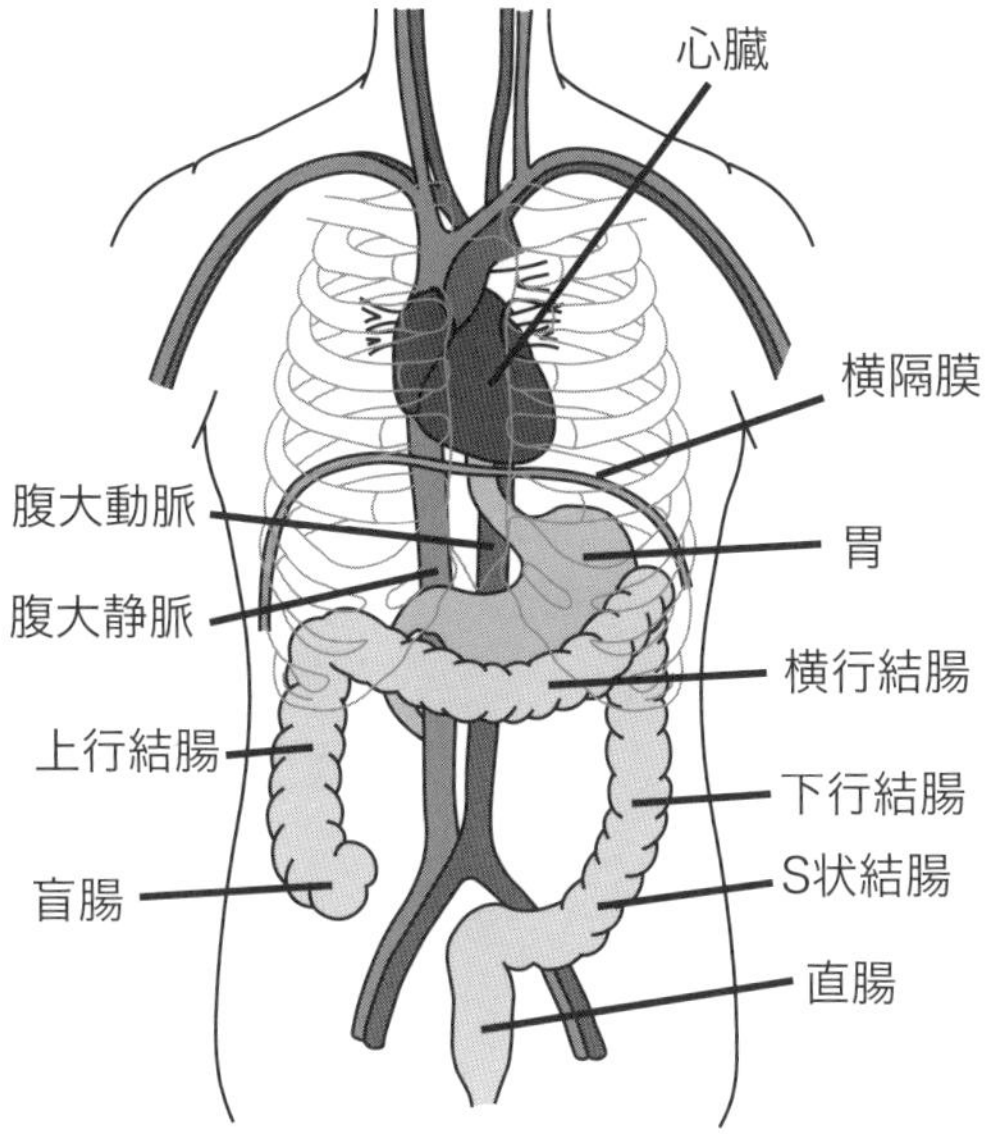

大腸でガスが大量に発生すると、お腹が張って苦しくなります。これを「膨満」といいます。

大腸は、右下腹部の「盲腸」から始まって、上行結腸→横行結腸→下行結腸→S状結腸→直腸と進みます。このうち横行結腸は、ちょうど胃の前を通っています。

ですから**横行結腸が膨満すると胃が圧迫されます**。そのため胃が重苦しくなり、胃酸が逆流しやすくなります。

横行結腸が膨満すると横隔膜が下がりにくくもなります。そのため、息が十分に吸えなくなります。呼吸が浅くなると、自ずと呼吸が早くなっていきます。そうして早い呼吸をしていると血液中の二酸化炭素が減って、「パニック発作」をおこします。

過剰な腸内ガスによって横隔膜が押し上げられると、心臓も圧迫されます。そのため動悸や、狭心症と似たような痛みを引きおこします。ときには、めまいや失神をおこすこともあります。このような症状を**「ロエムヘルド症候群」**といいます。20世紀初めに、内科医のルートヴィヒ・フォン・ロエムヘルドによって発見されたことから、このように呼ばれています。

腸内ガスによって突然死することも!

まったく持病がない健康な人が、寝ている間に突然死んでしまうことがあります。俗に「ポックリ病」と言われています。

荘淑旂《そうしゅくき》という台湾の医師が若い頃、当直をしていたときに救急車で運ばれてきた八人のポックリ病患者の死因を調べるために解剖したところ、全員に共通していたのは、**「胃に平均1キロもの食べ物が詰まっていて、それが発酵してガスが生じ、胃袋がパンパンに膨張して、肺や心臓を押し上げるように圧迫していた」**ということでした。

荘医師は、八人の患者さんの生活スタイル、とくに食生活パターンに何か共通点がないかと考え、家族の方々や周囲の人たちに取材して回りました。

その結果、彼らの多くが猛烈サラリーマンで、『朝食は食べず、昼間は忙しくて昼食を摂るヒマがなく、1日分を夜にまとめて食べる』という食生活をしていたことがわかりました。夜たくさん食べて、それが消化されないうちに寝てしまうと、翌朝は朝食を食べる気がしないのは当たり前でしょう。

そこに疲労の蓄積や睡眠不足が重なり、当人が寝ている間に、食べたものが胃液や汁物やビールなどを吸って膨張し、発酵して生じた**ガスが胃袋を膨らませて、肺や心臓を圧迫して発作をおこし、心臓を止めてしまった**のではないか—と荘医師は推察しています。なかでも**豆類は、胃のなかで約3倍に膨らんでいた**といいます。

ガスによって膨脹した胃が心臓を圧迫して止めてしまうということは、牛では**「鼓腸症《こちょうしょう》」**という病名で知られています。牛の場合、胃がある左脇腹が異常に膨らんでいるので発見しやすく、発見したらすぐに五寸釘ほどの中空の針を刺してまずガスを抜き、それからすぐに開腹して、胃の中のものを出して助けるということです。

荘医師が診たポックリ病で担ぎこまれた人たちの上腹部も、胸より高くなるほど膨らんでいたといいます。

腸内ガスが、腰痛や膝痛を引きおこす

ガス膨満の弊害は、胃に限ったことではなく、小腸や大腸でもまったく同じです。

とくに大腸は、腸内細菌がおよそ1000兆個も棲息しているので、発酵によってガスが大量に発生します。ガスが過剰に発生すると大腸が膨満して、腹部の血管が圧迫されます。その結果、さまざまな症状が引きおこされるのです。

例えば、膨満した大腸によって足腰に向かう血管が圧迫されたらどうなるでしょうか？

血液が十分に来なければ、筋力が弱くなってすぐに疲れて痛くなり、神経はしびれてし

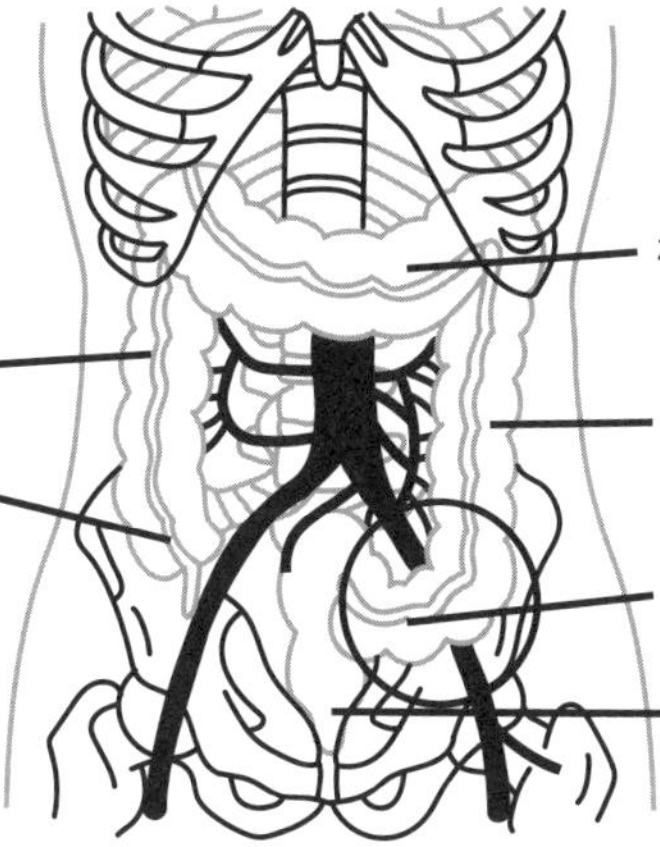

大腸と腹部の主な血管

まうでしょう。また軟骨は、弾力を失っていきます。弾力を失った軟骨は、動くたびに剥離していきます。剥離した軟骨のカケラが、滑膜《かつまく》に当たると激痛がおきます。すると滑膜から炎症性サイトカインが放出されて、軟骨細胞がどんどん死滅していきます。その結果、軟骨が消失して、関節が変形してしまうのです。

つまり、**膝や股関節などが変形する根本的な原因は、腸内ガスにある**のです。腸内ガスで膨満した大腸が、膝や股関節への血流を減少させることによって、軟骨の弾力性が失われて、やがて消失して関節が変形してしまうのです。

食物繊維で増える腸内細菌が、便秘とうつ病を引きおこす――

「便秘には食物繊維を摂ることが有効」と信じられています。ところが、食物繊維を摂ることで便秘が悪化する人もいるのです。

なぜかというと、**食物繊維（セルロース）によって増える「アリスティペス菌」が腸内を酸性にして腸の動きを止めてしまう**からです。腸が動かないから、便秘になるのです。

また、**アリスティペス菌は、うつ病も引きおこします。**

ノルウェーのヘドマーク大学の研究によると、うつ病とうつ病ではない十五人の糞便の細菌叢を遺伝子解析で調べたところ、最もうつ病と関連していたのがアリスティペス菌だったということです。（Naseribafrouei A, et al. Neurogastroenterol Motil.2014;26:1155-62）

野菜中心の食生活が「脳卒中」の原因だった！――

「コレステロールを下げるために、野菜をたくさん食べる」ように心がけている人も多いでしょう。しかし、その努力も逆効果になるのです。

２０１９年９月に英国オックスフォード大学が**「野菜中心の食生活をしている人は、脳卒中をおこしやすい！」**という研究を発表しました。

この研究は、オックスフォード大学公衆衛生学部の栄養疫学者、タミー・トン氏が率いる調査チームが、イギリス国内に住む平均年齢45歳の男女４万８１８８人を対象に18年間もの追跡調査を行なって得られた結果です。この調査によって、**「ベジタリアンは、非ベジタリアンに比べて1・2倍の割合で脳卒中を患う」**と判明しました。


なぜ、野菜中心の食生活で脳卒中リスクが高くなるのでしょうか？

その理由は「コレステロール」にあります。

半世紀以上にわたって、「コレステロール」は動脈硬化や心臓病や脳卒中の原因になる悪者で、「コレステロール値が低いほうがいい」と信じられてきました。ところが最新の脂質研究では、「コレステロールは悪くないどころか、むしろ高いほうが丈夫で長生きでき、ガンにもなりにくい」ことが明らかになっています。

また、**コレステロール値が低い人ほど脳卒中のリスクが高い**ことも明らかになっています。脳卒中は、脳の血管が破れる「脳出血」と、脳の血管が詰まる「脳梗塞」に分けられます。

オックスフォード大学の発表では、ベジタリアンは「脳出血」のリスクが高まることが示唆されています。つまり、コレステロールが足りないことによって血管が脆弱になるため、出血しやすくなるのです。

ヴィーガンの39歳女性が餓死！

2023年7月21日、ヴィーガン（厳格な菜食主義者）のロシア人女性、ジャンナ・サムソノヴァさんが、39歳で餓死しました。6年間も果物と野菜ジュースだけで過ごしたということですから、餓死しても不思議ではないでしょう。

アメリカのフロリダ州に住むヴィーガン夫婦であるシェイラ・オレアリー(39歳)とライアン(30歳)は、子供たちにも野菜と果物だけしか与えないで、2019年に1歳半の息子エズラ・オレアリーが亡くなりました。死因は、栄養失調による合併症でした。3歳と5

歳の子供たちも重度の栄養失調で、肌も歯もボロボロで肝臓障害もおこしていたようです。

この夫婦は1歳半の息子を栄養失調で死なせたことで逮捕、起訴され、2022年8月29日に、母親のシェイラ・オレアリーに第一級殺人罪で終身刑が宣告されました。（夫のライアンも判決待ち）

中国の湖北省武漢市に住む女性チェンさんも、30年間ヴィーガンの食生活を続けて、半身不随になりました。原因は、重度のビタミンB12欠乏症による（糖尿病末期に見られるような）脊髄神経の損傷だったということです。

ビタミンB12は植物性食品からは摂れないので、ヴィーガンやベジタリアンの人たちはビタミンB12が欠乏しやすいのです。ビタミンB12は造血に欠かせないビタミンで、不足すると「悪性貧血」になり、息切れや動悸、疲労感、下痢、舌痛や味覚障害、食欲不振、末梢神経障害による手足のしびれや歩行不能、思考力や記憶力の低下などといった症状があらわれます。

アップルの創業者であるスティーブ・ジョブズ氏も、若いころ果物しか食べない食生活を続けてすい臓ガンになり、56歳で亡くなりました。

美容家の佐伯チズさんも、毎朝たっぷり果物を食べる生活を続けて、難病ALS（筋萎縮性側索硬化症）になり、76歳で亡くなりました。

30年以上ベジタリアンを続けて、5年前からヴィーガンになったという50代の男性は、ごはんをまったく食べないのに糖尿病になっています。毎日、豆腐を6丁も食べて豆乳を1リットルも飲んでさらに悪化して、階段を上るのもつらいと嘆いています。

これらの例からわかるように、野菜や果物をいくら食べても健康にはならないのです。

無農薬野菜を食べても健康にはならない

「自分で栽培して、無農薬で新鮮な野菜を食べれば健康になる」というのは、自然志向の人たちが抱いている夢でしょう。私もかつてはそうでした。

30年ほど前に、ガジュツを主成分にした胃腸薬「恵命我神散《けいめいがしんさん》」の工場を見学に行くツアーに参加した際、私の希望で、屋久島に移住した助産師の自然農園に寄ってもらいました。

無農薬で新鮮な野菜を毎日食べて生活しているのだから、さぞ元気な女性なのだろうと期待していました。彼女の話をお聞きしたいと思っていたのですが、ナント！　60代の後半で、すでに寝たきりになっていました。

無農薬の新鮮な野菜を食べれば健康になれるというのは幻想にすぎないのです。

とくに、素人が家庭菜園でつくることができる野菜は、キュウリ、ナス、トマトといったレクチンが多い野菜です。レクチンは植物が鳥や虫に食べられないためにつくる「殺虫成分」ですから、農薬が少なくても虫に食べられにくく栽培しやすいのです。しかしレクチンが多い野菜を食べればリーキーガットになりますから、身体に良いわけではありません。

さらに近年市販されている種の多くは「F1種」といって、1世代しか収穫できないように遺伝子を改変されている種です。人間でいえば、不妊症の種です。そんなF1種から育った作物を食べて、健康になるのでしょうか？

ビタミンを大量に摂っても治らない

現代の農作物は昔に比べて栄養が少ないから、ビタミンやミネラルをサプリメントで補う必要があると言われていますが、本当でしょうか？

ビタミンやミネラルは「微量栄養素」といって、ごくわずかに摂れば十分足りるのです。

微量で十分なものを大量に摂っても、病気が治るわけではありません。

例えば、2リットル入るバケツを水で満タンにするのに、200リットルもの水が必要だと聞いたら、バケツに孔があいていると考えるのが普通でしょう。水を大量に用意するよりも、バケツの孔を塞ぐべきでしょう。

身体も同じで、微量で足りるはずのビタミンやミネラルが、通常の100倍も摂らなければ足りないというのはおかしいでしょう。

私もかつて、栄養療法を創始したホッファー博士の本を頼りに海外からサプリメントを取り寄せて飲むことを10年ほど続けましたが、まったく何も変わりませんでした。

患者さんに「今飲んでいるサプリメントを持ってきてください」と伝えると、10種類以上のサプリメントを持ってくる方が少なくありません。すべて飲むのをやめても、症状は変わりません。つまり、何の効果もないということです。

なかには、栄養療法のクリニックで毎月何万円もサプリメントを購入して飲んでいる人もいますが、うつ病やアトピーや糖尿病が治った人を見たことがありません。

ビタミンやミネラルを大量に摂っても病気は治らないのです。

第3章

ごはんを食べれば、肌が潤い血糖値も下がる

ごはんがエネルギーの源泉

パソコンやスマホ、テレビなどのエネルギーは、電気です。

では、私たちの細胞のエネルギーは何でしょうか？

細胞のエネルギーは、ＡＴＰ（アデノシン三リン酸）です。脳も内臓も筋肉も免疫細胞も、**すべての細胞がＡＴＰというエネルギーで活動しているの**です。当然、ＡＴＰが多いほど元気になります。

ＡＴＰは、主に細胞内のミトコンドリアでつくられます。

ミトコンドリアは、ブドウ糖かタンパク質か脂質のいずれかからＡＴＰをつくります。

つまり、ブドウ糖・タンパク質・脂質——この三つしかＡＴＰにはならないということです。ビタミンや抗酸化物質などをいくら摂っても、ＡＴＰは増えません。**ＡＴＰが増えなければ元気にもなれないし、病気が治ることもありません。**

ＡＴＰの源となるブドウ糖、タンパク質、脂質のうち、もっとも効率よくＡＴＰをつくれるのがブドウ糖です。

ですから**元気になるために、もっとも必要な栄養は「ブドウ糖」**なのです。

そのブドウ糖を、もっとも効率的に摂れる食品は「ごはん」です。

したがって、**ごはんを食べれば細胞エネルギー・ATPが増えて元気になれる**のです。

ごはんの必要量

ごはんをどのくらい食べれば、元気になれるのでしょうか?

それは、私たちが1日にカロリーをどれだけ消費するかによって異なります。

例えば、体重が60キロで特別ハードな運動や肉体労働をしない人の場合で計算してみましょう。

1日に消費するカロリーは、およそ1800キロカロリーです。

その60%を糖質（ブドウ糖）から、残りの40%をタンパク質と脂質から摂取するのが理想的です。1800キロカロリーの60%というと、1080キロカロリーです。1080

キロカロリーをすべてごはんから摂るとすると、約730グラムになります。茶碗で約4杯半です。体重60キロの人は、茶碗4杯半のごはんを食べれば、必要なブドウ糖を摂取できるわけです。

消費カロリーは体重や年齢や活動量によって異なりますが、概ね**「体重kg×30」**で求められます。自分の消費カロリーに応じて、必要な糖質量を知っておくことが大事です。

ごはんが足りないと、筋肉が減っていく

カロリーは、一体何に使われているのでしょうか?

身体を動かして仕事や運動を行なうことで使われる「活動代謝」は、およそ20%です。

食べ物の消化に使われる「食後熱産生」は、およそ10%です。

その他70%は、何に使われているのでしょうか?

それは、脳の機能を維持し、心臓の動きや呼吸を維持し、体温を産生することに使われているのです。これらをまとめて「基礎代謝」といいます。とくに何もしなくても、眠っ

ていても消費されているカロリーです。

もし消費カロリーより摂取カロリーが少ないと、どうなるでしょうか？

まず体温を下げて、省エネモードになるでしょう。体温が低いと冷え性になり、免疫力も低下します。そのためコロナやインフルエンザなどにかかりやすくなり、発ガンリスクも高くなります。

また脳は「飢餓」と判断して、カロリーを燃やさないで蓄えようとします。そのため、体脂肪が増えます。つまり、栄養が足りないと太るのです。

そして、血液中のブドウ糖が足りなくなると、まず肝臓に蓄えたグリコーゲンを分解して放出します。

肝臓のグリコーゲンが枯渇すると、**筋肉を分解して、そのタンパク質からブドウ糖をつくります。これを「糖新生」といいます。**

糖新生をくり返していると、どんどん筋肉が減っていきます。

まず、脚の筋肉が減っていきます。太ももやふくらはぎがやせ細って、体重を支える力が弱くなります。そのため、腰痛や膝痛が慢性化します。いずれ腰椎や股関節や膝が変形して、満足に歩けなくなります。

次に減るのは、肩と胸の筋肉です。すると重たい頭を支える力が弱くなり、首痛や肩こりが慢性化します。いずれは頸椎が変形して、頸椎から出る神経が圧迫されて、腕が挙がらなくなったり、しびれたり、握力がなくなって物を落としやすくなったりします。

最後に、ヒップの筋肉が減ります。するとイスから立ち上がることも困難になり、転びやすくなります。転倒して骨折すると、寝たきりになってしまいます。

このように、筋肉が減ると全身が衰弱していくのです。そして、いつも痛みに悩まされるようになり、最後は自立した生活ができなくなります。

筋肉が減るのは、ブドウ糖が足りないからです。ブドウ糖が足りないから、筋肉が分解されて減っていくのです。

つまり、**ごはんをしっかり食べないと、筋肉がどんどん減って衰弱していく**のです。

ごはんが足りないから、甘いものが欲しくなる

ごはんが足りないと、低血糖になります。すると、甘いものが欲しくなります。

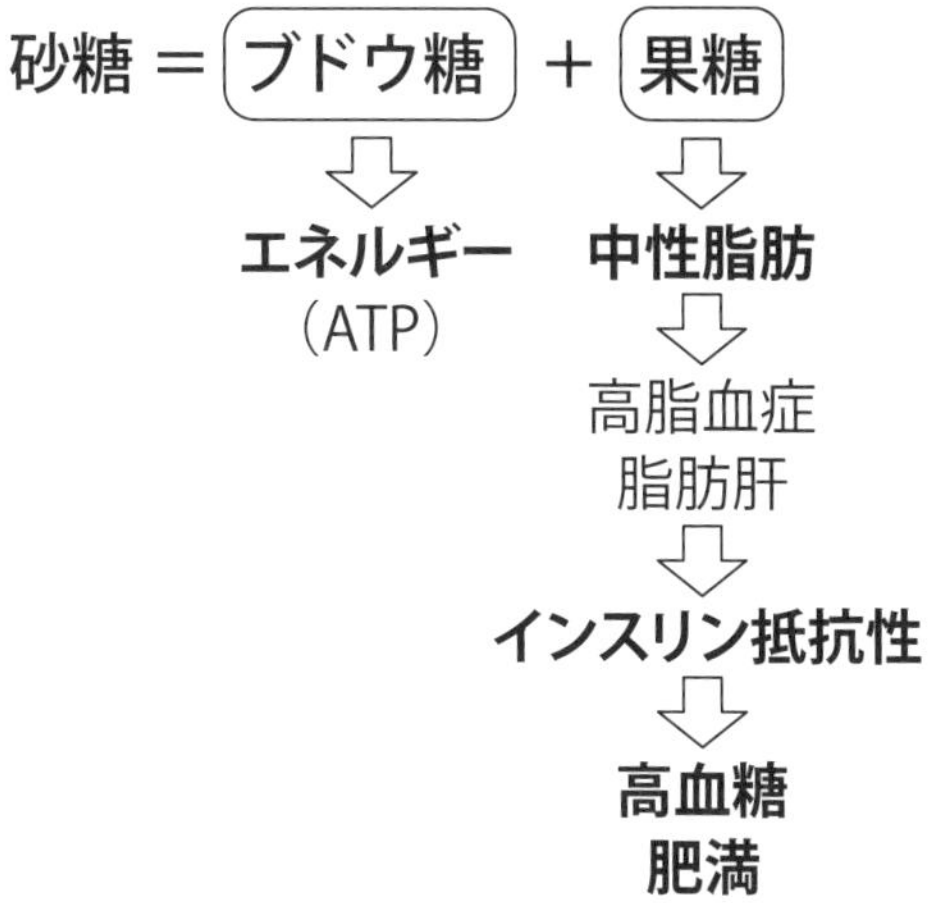

甘いのは、「果糖」です。**砂糖はブドウ糖と果糖が一分子ずつ結合したもの**ですから、半分は果糖です。黒砂糖も、半分が果糖であることに変わりありません。甘いドリンクに入っている果糖ブドウ糖液糖は、半分以上が果糖です。

果糖はカンジダ（カビ）の大好物ですから、**果糖を摂るほど腸内のカンジダが増殖します。**カンジダは菌糸を伸ばして腸に孔をあけていき、リーキーガットを助長します。

リーキーガットになると、腸から未消化なタンパク質や腸内細菌が血液に侵入するようになります。血液に侵入した異物は、免疫細胞によって退治されますが、その際に軽度な炎症がおきます。すると血液中に「炎症性サイトカイン」が増えます。「炎症をおこせ！」というメッセージが、全身の免疫細胞に伝わるのです。その結果、身体のあちこちで炎症がおきやすくなり、痛みやアレルギーなどが悪化します。

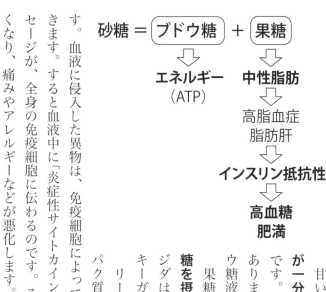

また**炎症性サイトカインが増えるほどインスリンが効きにくくなります**。これを**「インスリン抵抗性」**といいます。インスリン抵抗性が上がると、ブドウ糖が細胞に入りにくくなるため高血糖になり、いずれは糖尿病になります。

また、**果糖は吸収されると、肝臓でほぼ100％中性脂肪に変えられます**。そのため、高脂血症や脂肪肝になります。すると、インスリン抵抗性が上がります。

つまり、**高血糖になる源は果糖**なのです。

同じ糖質といっても、**ブドウ糖は細胞のエネルギーになるのに対して、果糖は中性脂肪になって高血糖や肥満や糖尿病の原因になる**のです。

ごはんの糖質は、100％ブドウ糖です。ブドウ糖は脳や筋肉や内臓のエネルギーとして大量に消費されるので、ごはんを食べても太りません。

ところがアトピーや糖尿病の人たちは、ごはんを控えて、甘いお菓子や果物を食べたり甘いドリンクを飲んだりして、果糖をたっぷり摂っているのです。

食事で**しっかりごはんを食べれば、自ずと甘いものが欲しくなくなる**ので、無理なく果糖の摂取を減らせるのです。

ごはんを食べれば、張りと潤いのある肌になる

化粧水に入っているコラーゲンやセラミドなどといった保湿成分は、付け焼刃にすぎません。化粧水の保湿成分は、皮膚の角質層をほんの束の間、潤わせるだけです。

本当に張りと潤いのある素肌になりたければ、身体の内側から変える必要があります。

では、お肌の張りと潤いの源泉は何でしょうか？

それは、筋肉に蓄えた「グリコーゲン」です。

グリコーゲンはブドウ糖と水分が結合したもので、ブドウ糖の4倍も水分を抱えているので、**筋肉にグリコーゲンがたっぷりあれば、瑞々しく潤いのある肌になる**のです。

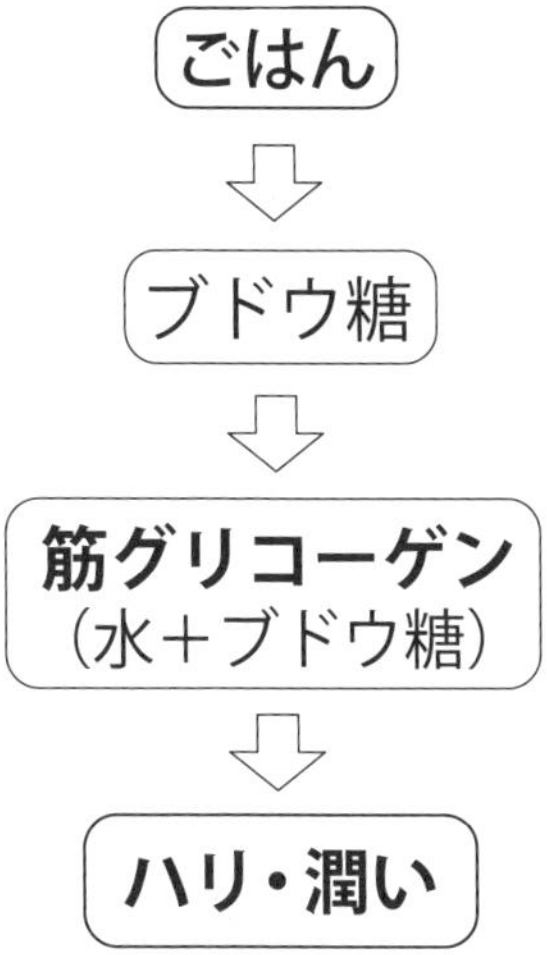

シワは、筋肉が萎縮してしぼむからできるのです。ですから**筋肉が増えれば、お肌に張りができてシワがなくなります**。

つまり筋肉量が多くて、筋肉にグリコーゲンをたっぷり蓄えれば、自ずと張りと潤いのあるキレ

イな肌になるのです。

では、筋肉と筋グリコーゲンを増やすには、どうすればよいでしょうか？

そうです！　ごはんを食べればよいのです。**ごはんをしっかり食べれば筋肉が減るのを防げて、ブドウ糖と水分をたっぷりと筋肉に蓄えられる**のです。

実はこれが、アトピーを治す基本なのです。

アトピー肌はカサカサ・ガサガサしています。「スーパードライ症候群」なのです。

お肌が乾燥するのは、ごはんを食べないからです。

ごはんが足りないために、筋肉が減って筋グリコーゲンが枯渇してしまうのです。

ごはんをしっかり食べれば、お肌が潤ってキレイな素肌になれるのです。

ごはんを食べると、糖尿病が改善する

「ごはんを食べると糖尿病になる」と信じている人が多いですが、事実は真逆です。

現在は、終戦直後に食べていたごはんの半分以下（約４割）しか食べていないのです。

カロリー摂取量も、1946年の1903キロカロリーから1889キロカロリー（2015年）に減っています。

ところが、1945年に3万人だった糖尿病の患者数が、2016年に316万6000人となり、予備軍を併せると1000万人以上にも増えているのです。

ごはんの摂取量が半減しているのに、糖尿病の患者数は（予備軍を含めて）300倍にも増えているのですから、ごはんが原因でないことは明白でしょう。

では、一体何が原因なのでしょうか？

日本で糖尿病患者数が多いトップ3は、香川県・徳島県・青森県です。

これらの県で多く食べられているのは、**小麦と果物**です。

パン、うどん、パスタ、ラーメンといった小麦製品には、グルテンが含まれています。

グルテンが腸に入ってくると、腸からゾヌリンという物質が分泌されます。

ゾヌリンによって、腸の栄養を吸収する細胞同士の結合がゆるんで、「リーキーガット」になります。リーキーガットになると、腸から未消化なタンパク質や腸内細菌が血液に侵入するようになります。血液に侵入した未消化タンパクや腸内細菌は、すぐに免疫細胞に退治されます。その際に、軽度な炎症がおきます。それによって血液中に「炎症性サイトカイン」が増えます。

サイトカインは免疫細胞のメッセージで、炎症性サイトカインのメッセージは「炎症をおこせ！」です。腸で増えた炎症性サイトカインが血液によって全身に循環することで、すべての免疫細胞に「炎症をおこせ！」というメッセージが伝えられます。

そして、炎症性サイトカインが増えるほど、インスリンが効きにくくなります。

つまり、**小麦（グルテン）を食べるほどリーキーガットが助長していき、血液中の炎症性サイトカインが増えて、インスリン抵抗性が上がる**のです。その結果、糖尿病になりやすくなるのです。

果物も、糖尿病を誘発する要因です。

果物には「果糖」が多く含まれています。**果糖は吸収されると、肝臓でほぼ１００％中性脂肪に変えられます。**そのため、高脂血症や脂肪肝になります。そして体脂肪が増えると、インスリン抵抗性が上がって高血糖になります。

ですから、**果物をたくさん食べるほど体脂肪が増えて、インスリン抵抗性が上がる**のです。その結果、糖尿病になりやすくなるのです。

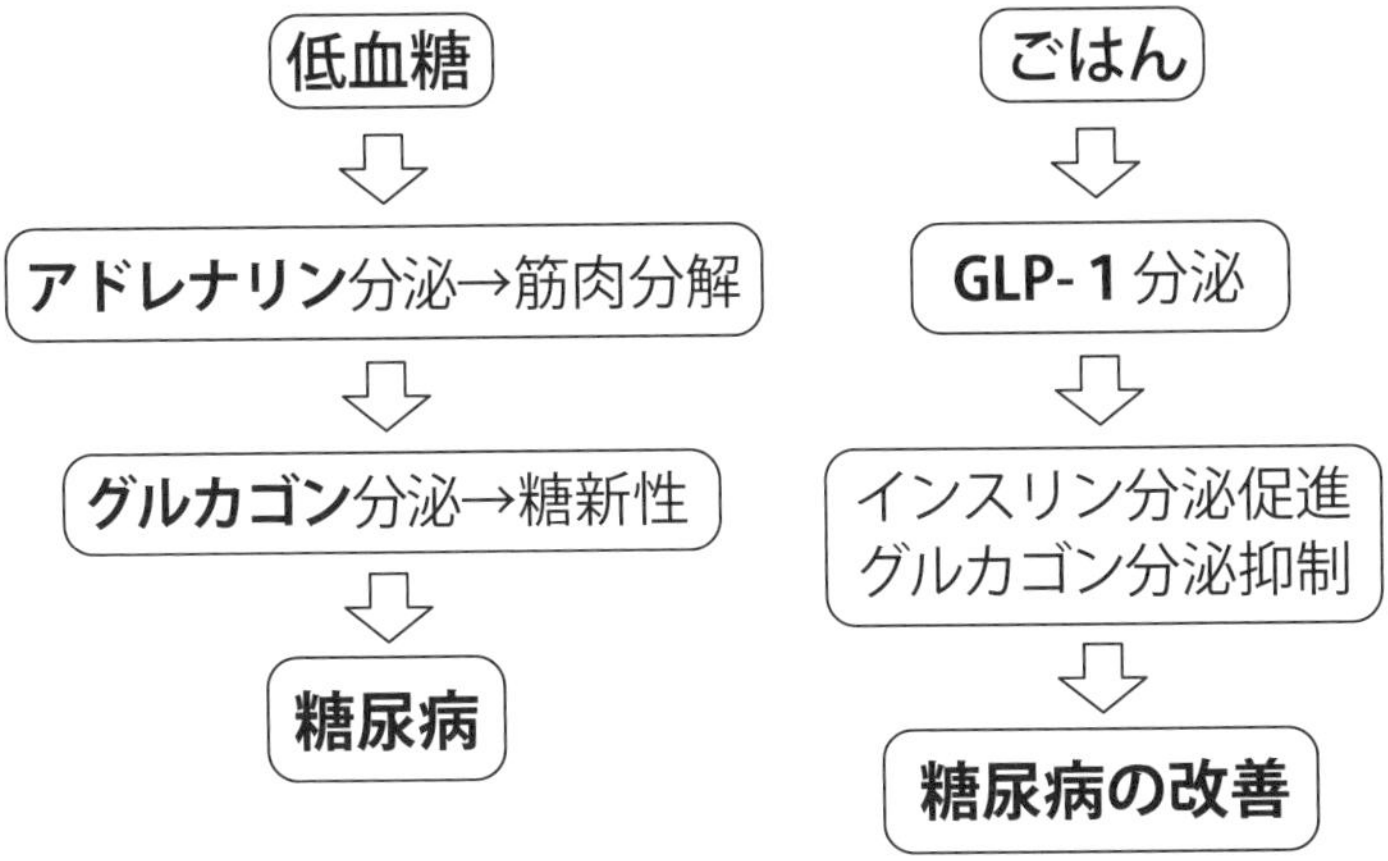

つまり**糖尿病は、小麦と果物を食べるほどなりやすい**のです。

そして実際に糖尿病になるかどうかは、グルカゴンにかかっています。

グルカゴンは、すい臓から分泌される「血糖値を上げるホルモン」です。グルカゴンが出なければ、糖尿病にはならないのです。(Roger H. Unger, et al. Long in the shade, glucagon re-occupies centre court. Henquin,2011)

したがって**血糖値を下げるには、グルカゴンの分泌を抑えればよい**のです。

そのカギとなるのが、「GLP-1」というホルモンです。GLP-1は小腸から分泌されるホルモンで、インスリンの分泌を促すとともに、グルカゴンの分泌を抑える働きがあります。

つまり、ＧＬＰ‐１を増やせば、グルカゴンが減って血糖値が下がるのです。

「ＧＬＰ‐１受容体作動薬（リベルサス）」や「ＧＬＰ‐１の分解酵素を阻害する薬（トラゼンタ）」もありますが、ごはんを食べてもＧＬＰ‐１が増えるのです。ごはん１００グラムには、約３グラムのタンパク質が含まれています。

新潟工科大学の門脇基二博士の研究によると、**「ごはんに含まれるタンパク質がＧＬＰ‐１を活性化して、血糖値を下げたり食欲を抑えたりする」**ということです。

また、新潟工科大学の久保田真敏博士の研究によると、**「ごはんに含まれるタンパク質は腎機能を高める作用があり、肥満型の糖尿病ではヘモグロビンＡ１ｃを下げる作用もある」**ということです。

つまり、パンや麺類や果物を食べないで、ごはんを食べれば糖尿病を改善できるのです。

全粒粉のパンは、さらに危険！

「全粒粉のパンなら良いのでは？」と考えている人も多いでしょう。

ところが全粒粉は、精製された小麦粉よりさらに危険なのです。**全粒粉にはグルテンのほか、「WGA」という小麦胚芽レクチンが入っているから**です。

WGAはきわめて微小なので、腸から吸収されて血液に入って全身に循環します。そして、関節の軟骨や神経やホルモンを分泌する器官などに蓄積していきます。そうしてレクチンが蓄積していくと、やがて免疫が攻撃するようになります。その結果、炎症がおきます。

例えば、関節の軟骨にレクチンが蓄積していくと、関節リウマチになるでしょう。甲状腺にレクチンが蓄積していくと、橋本病かバセドウ病になるでしょう。脊髄などにレクチンが蓄積していくと、多発性硬化症になるかもしれません。血管にレクチンが蓄積していくと、エリテマトーデスになるかもしれません。

このように、さまざまな炎症を引きおこすレクチンが、全粒粉にはより多く入っているのです。

筋肉を増やせば、食後の血糖値を下げられる

ごはんを食べると食後の血糖値が上がってしまう人は、どうすればよいでしょうか?

「ごはんと血糖値」の関係を**「雨と河川」**に例えてみましょう。

ごはんを食べると腸から入ってくるブドウ糖が「雨」で、血糖値が「河川の水量」とします。山に大雨が降っても河川が氾濫しないのは、ダムに水を蓄えて、河川の水量に合わせて少しずつ放流しているからです。

もし雨がまったく降らなければ、ダムの水が枯渇してしまいます。そうなれば、水不足になって生命を維持できなくなるでしょう。

身体も同じで、血糖値が上がるからといってブドウ糖を摂らなければ、細胞がエネルギー不足になって活力がなくなってしまうでしょう。ですから**「血糖値さえ下がればよい」という考えは危険**です。

①血液中のブドウ糖が、細胞に入るようになる。(その結果、血糖値が下がる)
②細胞に入ったブドウ糖が、ＡＴＰになる。(その結果、元気になる)

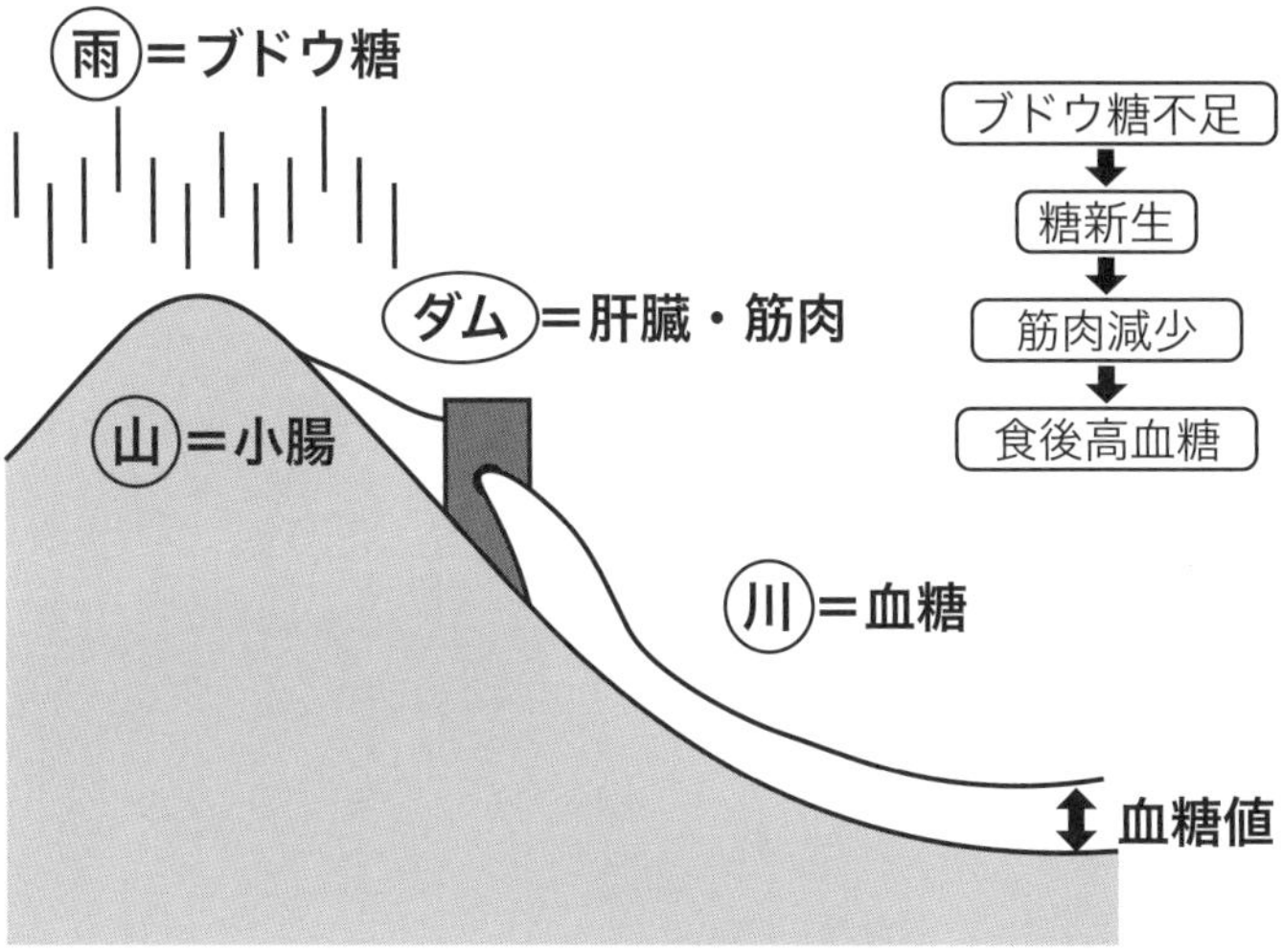

ブドウ糖と血糖値の関係

この二つが達成されてはじめて、「糖尿病が改善した」といえるのです。**糖質を摂らないで血糖値やヘモグロビンＡ１ｃを下げても糖尿病が改善したことにはならない**のです。

糖尿病を改善させるには、ブドウ糖をダムにたくさん蓄えられるようにならないといけません。

ダムの役割をしているのが、肝臓と筋肉です。**食後にブドウ糖が大量に入ってきても、肝臓と筋肉にたっぷり蓄えられれば、血糖が過剰にはならない**のです。

体重が70キロの健康な人は、ブドウ糖を肝臓に１００グラム、筋肉にはおよそ２５０グラム蓄えることができます。肝臓と筋肉を合わせると、およそ350グラム（1400キロカロリー分）ものブドウ糖を蓄えることができるのです。

ところが筋肉が減ってしまうと、ブドウ糖を少ししか蓄えられなくなります。その結果、食後にブドウ糖が血液中に溢れてしまうのです。

ですから、**ごはんをしっかり食べて筋肉を増やしていくべき**なのです。

そして、なるべく身体を動かして、筋肉に蓄えたブドウ糖を消費することです。**運動すればブドウ糖がATPに変わる力が高まる**のです。そして、ATPが増えれば元気になるのです。つまり、ごはんをしっかり食べて、マメに身体を動かせばよいのです。

ごはんを食べないで筋トレすると、筋肉が減ってしまう――

「タンパク質をたくさん摂って筋トレをすれば、ごはんを食べなくても筋肉を増やせるのではないか？」というのは間違いです。

筋トレは筋肉を破壊するので筋肉量が減ってしまいます。筋トレで筋肉が増えるのは、

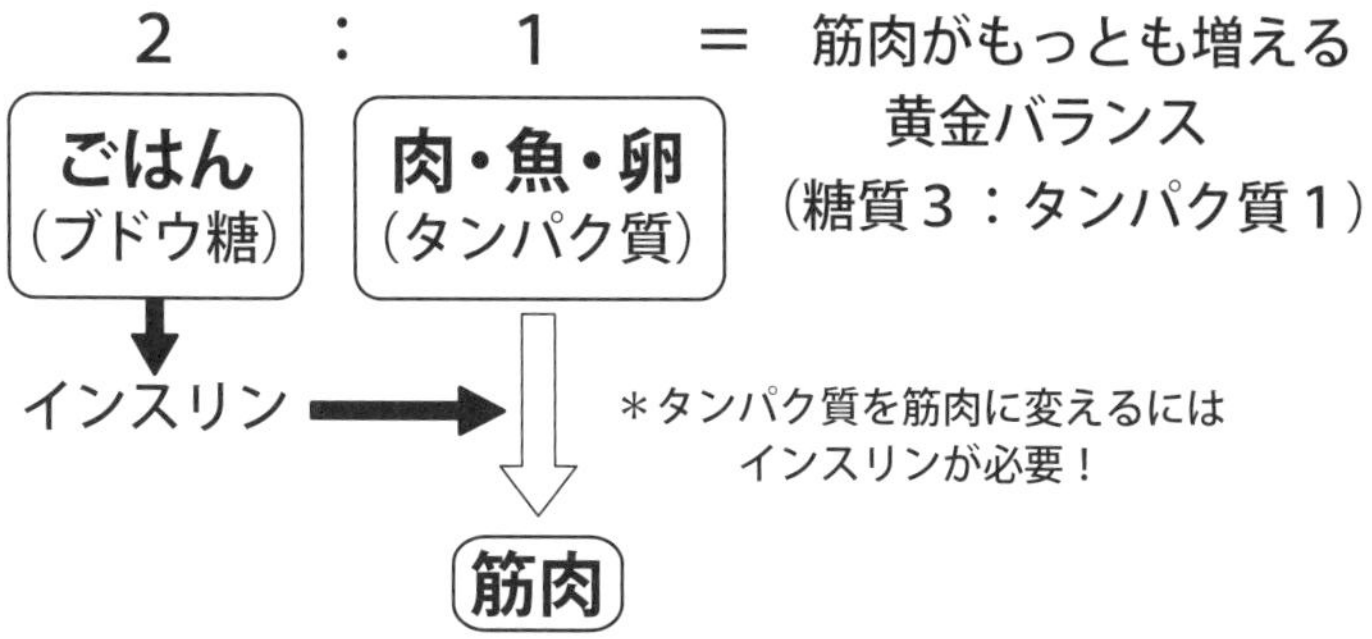

栄養を十二分に摂るからです。もし栄養が足りなければ、筋トレをすることで筋肉が減ってしまうのです。

また、いくら肉やプロテインを摂っても、その**タンパク質を筋肉に変えるにはインスリンが必要**です。インスリンを十分に出して筋肉を増やすには、**糖質をタンパク質の3倍摂る必要がある**のです。

つまり、いくら筋トレをしてタンパク質を摂っても、**ごはんをガッツリ食べなければ筋肉は増えない**のです。

野球界のスーパースターとなった大谷翔平選手は、高校時代に朝晩ドンブリ飯10杯がノルマだったといいます。昼間の分を加えれば、ドンブリ12～13杯は食べていたはずです。ごはんを食べないと、筋肉は大きくならないのです。

糖の吸収を妨げる必要はない

食後に血糖値が高くなるのを防ぐために、「糖の吸収を妨げる」ものを飲んでいる人も多いです。糖質がブドウ糖に消化（分解）されるのを遅くして、血糖値が急激に上がるのを防ごうというわけです。また、ごはんを冷やして「レジスタント・スターチ（難消化性デンプン）」にしてから食べると、血糖値が上がらないというのも同じです。

これらはとても「幼稚な考え」です。雨と河川に例えれば、「雨が降らないほうがいい」というのと同じです。大雨が降っても、ダムにたっぷり蓄えれば河川は氾濫しないのです。雨を制限するより、ダムを大きくするほうが有効でしょう。

身体も同じで、**糖質の消化を妨げる必要などまったくない**のです。糖の消化を妨げると、消化されない糖が発酵してガスが大量に発生します。その結果、お腹が張って痛くなるのです。つまり**糖の消化を妨げると腸が悪くなる**のです。そして腸が悪くなれば、グルカゴンを抑えるホルモン（GLP-1）が減って、血糖値が上がりやすくなるのです。

糖質はさっさと吸収して、どんどん筋肉に蓄えればよいのです。そしてマメに身体を動かして、筋肉に蓄えたブドウ糖をどんどん使えばよいのです。

ヘモグロビンＡ１ｃを、６・５以下にする必要はない――

糖尿病の治療は、ヘモグロビンＡ１ｃを６・２以下にするように言われています。しかし、ヘモグロビンＡ１ｃを下げようと頑張りすぎると、低血糖になってしまいます。

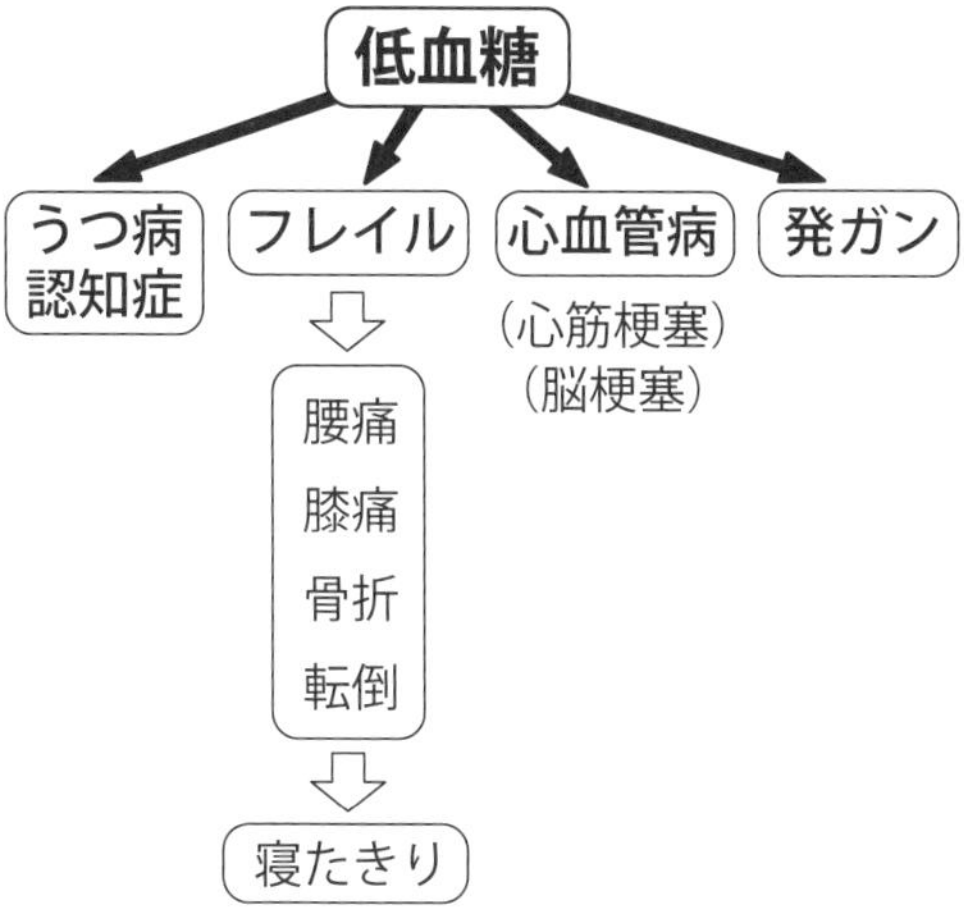

低血糖になると、うつ病や認知症になるリスクが増大し、**心血管病や発ガンのリスク**や、足腰が弱くなって骨折や転倒から**寝たきり**になってしまうリスクなどが高まり、**失明したり突然死**してしまったりすることもあります。

つまり、**低血糖は高血糖よりはるかに怖い**のです。

こういった低血糖による弊害を防ぐために、イギリスの国立最適保健医療研究所（ＮＩＣＥ）は、２０１１年３月に糖尿病の治療ガイドラインを、**ヘモグロビンＡ１ｃを６・５～７・５％にコント**

ロールするように改定しました。つまり、**ヘモグロビンA1cを6・5以下にする必要はない**のです。

合併症はヘモグロビンA1cが8・0を超えるとジワジワと進んでいき、8・0以上が何年も続くと発症します。ですから、8・0を超えなければ合併症が発症することはないのです。それより低血糖にならないようにするほうが、ずっと大事です。それには**ヘモグロビンA1cを下げすぎてはいけない**のです。

玄米や雑穀はリーキーガットを助長する

ごはんといっても、玄米や雑穀は食べないほうが賢明です。

なぜかというと、「レクチン」が多いからです。**レクチンは植物が鳥や虫に食べられないためにつくる「毒」**です。とくに穀類や豆類の「外皮と胚芽」に多く含まれています。

レクチンを多く摂取すると、胃腸の粘膜がただれて炎症をおこします。そのため常食していると、リーキーガットが助長していきます。

レクチンには多くの種類があります。なかでも有名なのが、ジャガイモの芽に含まれる「ソラニン」です。猛毒なので、ジャガイモの芽は大きく深く取り除くことが大事です。

ソラニンは、ジャガイモを収穫した後も光に当たると増えます。すると皮が緑色になります。そうなるとジャガイモ全体にソラニンが充満しているので、食べると食中毒になります。成長未熟なミニジャガも同じです。ソラニンはいくら加熱しても減ることはないので、ソラニンが充満したジャガイモは丸ごと捨てるしかありません。

ジャガイモに限らず、**芽にはレクチンが多い**のです。植物にとってはもっとも食べられては困る部分ですから、レクチンが多くても不思議ではないでしょう。

お米も、外皮や胚芽の部分にレクチンが多く含まれています。

お米の糠には、サポニンも含まれています。**サポニンは、水と油を溶かす作用がある界面活性成分**です。油を溶かすので、米糠せっけんとしても使われています。そんな洗剤成分によって胃腸の粘膜の細胞膜が溶けてしまうので、リーキーガットが助長します。

雑穀類にもレクチンが多く含まれています。とりわけキヌアのレクチンは最強で、かなり加熱しても壊れません。

したがって、玄米や雑穀はできるだけ食べないほうがいいのです。

白米ごはんはレクチンもサポニンも含まれていませんから、胃腸の粘膜を傷めることはありません。

白米はカスという人がいますが、私たちの細胞がもっとも必要としている栄養はブドウ糖ですから、ブドウ糖さえ摂れればよいのです。糖質の代謝に必要なビタミンB1は、肉や魚から十分摂れるので脚気になることはありません。

第4章

健康長寿の秘訣は肉食

身体はタンパク質でできている

ブドウ糖がエネルギーであるのに対して、タンパク質は身体をつくる材料です。身体のほとんどの組織が、タンパク質からつくられています。

例えば、血液中で酸素を運ぶ赤血球も、タンパク質からつくられます。赤血球のおよそ3割を占めるヘモグロビンも、タンパク質と鉄と色素でつくられます。

免疫を担う白血球（マクロファージ・好中球・リンパ球など）も、タンパク質からつくられます。ウイルスを撃退する抗体も、免疫グロブリンというタンパク質です。

ですから、**タンパク質が足りないと酸素を身体中の細胞に届けることもできなくなり、免疫力も低下してしまう**のです。

出血したときに凝固して止血する血小板も、タンパク質からつくられます。

血液中で栄養を運ぶアルブミンも、タンパク質です。アルブミンには血管内に水分を保つ働きがありますから、もしアルブミンが減ると、血管から水が漏れ出してむくんでしまいます。血液の水分が減ればドロドロになりますから、心筋梗塞や脳梗塞をおこしやすくなります。

つまり、**タンパク質が足りないと出血が止まりにくくなり、手足がむくんで、心筋梗塞や脳梗塞になりやすくなる**のです。

コレステロールや中性脂肪も、タンパク質です。

「えっ！　コレステロールと中性脂肪は脂じゃないの？」と思うでしょうけど、どちらも「リポタンパク」というタンパク質なのです。リポは「脂」という意味です。脂は水に溶けませんから、血液中に溶け込めません。だから肝臓で脂をタンパク質で包んで、タンパク質として血液中に溶け込んでいるのです。

もし、**タンパク質が足りないと脂をタンパク質で包めなくなるので、肝臓に脂がどんどん溜まっていきます**。その結果、脂肪肝になります。すると肝臓に溜まった脂肪から、炎症性サイトカインが分泌されて、いずれ脂肪性肝炎（ＮＡＳＨ《ナッシュ》：非アルコール性脂肪性肝炎）になります。ＮＡＳＨを放置しておくと、肝硬変や肝臓ガンに進行します。

つまり、**タンパク質が足りないと肝臓が悪くなる**のです。

爪や髪の毛も、ケラチンというタンパク質でできています。

皮膚、血管、椎間板、軟骨などの弾力性を保っているのは、「コラーゲン」というタンパク質です。

ですから**タンパク質が足りないと爪が脆くなり、髪が抜けやすくなり、皮膚の張りと弾力がなくなり、血管は硬くなり、軟骨は磨耗して関節が変形していきます。**

骨もカルシウムとコラーゲンで、硬さと弾力性を兼ねた丈夫な骨になります。コラーゲンの弾力性がなくなると瀬戸物のようになるので、転ぶと骨折しやすくなります。

脳の神経細胞も、脂質とタンパク質でできています。**タンパク質が足りないと脳のダメージを修復できないので、うつ病や認知症になりやすくなります。**

目の水晶体も、タンパク質からできています。これが濁ると、白内障になります。タンパク質が足りないと、白内障になるのが早まるでしょう。

また水晶体の奥には、硝子体《しょうしたい》というゼリー状の組織があります。硝子体の99％は水分で、たった1％のコラーゲンが水を抱えています。タンパク質不足でコラーゲンが減ると、硝子体の水分が減ってしぼんでいきます。すると硝子体のシワが、蚊が飛んでいるように見えたり、光がチカチカと点滅しているように見えたりします。そして網膜を押し付ける力が弱くなるため、網膜がはく離《り》しやすくなります。

つまり、**タンパク質が足りないと目も早く老化する**のです。

タンパク質が足りないと、代謝が悪くなる

タンパク質が足りないと、代謝も悪くなります。

代謝とは、体内で物質が変化することです。例えば、Aという物質がBという物質に変化することです。Aという物質がBという物質に変化するために必要なのが酵素です。

酵素もタンパク質の一種で、体内の5000以上の代謝に触媒として働きます。**タンパク質が足りないと酵素を十分につくれなくなる**ため、代謝が悪くなるのです。

例えば、基礎代謝を担う「甲状腺ホルモン」は、チロシンというタンパク質にヨードが結合してつくられます。ですからタンパク質が足りないと、甲状腺ホルモンを十分につくれなくなります。

すると基礎代謝が低下して低体温になり、すべての内臓の働きが低下します。胃腸が動かないので便秘になり、女性は生理が止まります。また脳の機能も低下して意欲も集中力も記憶力もなくなります。筋力も著しく低下して、少し動いただけで疲れてしまいます。

甲状腺ホルモンが不足するだけで、身体全体が正常に機能しなくなるのです。

胃でタンパク質を消化する「ペプシン」という酵素も、タンパク質からつくられます。

つまり、タンパク質がタンパク質を消化するのです。ですから何年もタンパク質が不足しているとタンパク質を消化できなくなってしまい、タンパク質不足を解消できなくなってしまいます。

血糖値を下げるホルモンである**インスリンも、タンパク質からつくられます**。タンパク質が足りないと、インスリンを十分につくることができなくなります。

薬や毒性物質も、肝臓で代謝されて無害な物質に変えられて尿から排出されます。

つまり、有害な物質が多少入ってきても、無害な物質に変えられるのです。その代謝に欠かせないのが酵素で、酵素はタンパク質からつくられるのです。

ですからタンパク質が十分にあれば、代謝が良くなり身体の機能を正常に保てるのです。

ちなみに、市販されている「酵素飲料」には酵素は入っていません。酵素はタンパク質ですから、酵素が入っていればタンパク質が多いはずです。ところが成分表に記載されているタンパク質はゼロです。つまり酵素飲料は、野菜や果物に大量に砂糖を加えてつくった発酵ジュースにすぎないのです。成分の大半は砂糖です。

また、酵素を補うために「生の食品」を食べる必要もありません。身体に必要な酵素は、体内ですべてつくられているからです。

そもそも酵素健康法は、1946年にエドワード・ハウエル博士によって提唱された「酵素栄養学」に基づいています。その当時はまだ生化学が発達してなくて、タンパク質の構造すらわかっていなかったのです。生化学が発達した今日では、「酵素栄養学は間違いである」ことが明らかになっています。

タンパク質はどのぐらい必要なのか？

身体をつくる材料であり、代謝にも欠かせないタンパク質は、どのくらい摂ればよいのでしょうか？

正常な代謝を維持するには、**体重1キロにつき1グラムが必要**とされています。筋肉を増やすには、1・2グラムから1・5グラム必要と言われています。

ですから体重60キロの人は、少なくても60グラムのタンパク質を毎日摂る必要があります。60グラムのタンパク質を摂るには、肉や魚や卵などを270グラムは摂る必要があります。なぜかというと、**肉や魚や卵などに含まれるタンパク質は22％前後**しかないからです。

もし筋肉を大きくするために筋トレをするなら、タンパク質が72グラムは必要なので、肉や魚や卵を毎日330グラムくらい食べる必要があります。1日3食なら、1食あたり110グラムですから、決して無理な量ではないでしょう。

またタンパク質は蓄えておけないので、毎日欠かさず必要量を食べる必要があります。

寿命が伸びたのは肉食のおかげ

「肉を毎日たくさん食べて大丈夫なのか？」と思うかもしれませんが、まったく問題ありません。

日本人が食べている肉の量など、世界から見ればたいしたことないのです。海外では、概ね日本の3～4倍も肉を食べているのです。アメリカのレストランでは、1皿に1ポンド（約450グラム）くらい出るのが普通です。出張でアルゼンチンに行った男性に聞いた話では、レストランでステーキを注文したら、「焼きあがるまでこれを食べてお待ちください」と言って出されたのが焼肉だったといいます。

日本人の体質に合わないということもけっしてありません。縄文時代には、非常に多くの肉を食べていたのです。肉を食べなくなったのは、仏教を理由にして肉食を禁止されたからです。そうして庶民には肉を食べさせないようにして、特権階級の人だけが狩猟をして肉を食べていたのです。そのため庶民の寿命は非常に短いものでした。

江戸時代の庶民は、30歳前後で「ご隠居」と呼ばれるようになって、30代は老人として過ごし、40歳前後に老衰で亡くなっていたのです。

タンパク質が足りないうえに歯医者もいませんでしたから、30代にはほとんど歯がなくなって、豆腐やそうめんや煮物など柔らかいものばかり食べていたのです。

明治になって間もない1890年に、世界の国々で一人あたり1年間に食べていた肉は、次のような量でした。

オーストラリア：111・6キロ
アメリカ：54・4キロ
イギリス：47・6キロ

スウェーデン／ノルウェー：39・5キロ
ベルギー・オランダ：31・3キロ
オーストリア：29・0キロ
スペイン：22・2キロ

1890年に世界の国々ではこれだけ大量の肉を食べていて、**肉の消費量が多い順に「平均寿命50歳の壁」を超えていった**のです。それに対して日本は、わずか3・0キロでした。

戦後になってようやく肉を食べるようになり、1947年に平均寿命が50歳を超えました。その年から連載が始まった「サザエさん」に登場する磯野波平は、54歳という設定でした。今なら80代の設定になるでしょう。それだけ寿命が伸びたのは、肉を食べるようになったからなのです。

さらに人類史をさかのぼれば、およそ600万年前に人類の祖先が誕生して以来、ずっと狩猟で得た獣肉を食べて進化してきたのです。肉が身体に悪いなら、とっくに淘汰されていたはずです。

農耕が始まったのはわずか1万2000年前で、それから人口が爆発的に増えました。そして集落に密集して暮らすようになったことで、コレラ、ペスト、腸チフス、赤痢、結核などといった致死性の高い感染症が蔓延し、多くの人たちが感染症で亡くなりました。

今日は抗生物質と公衆衛生が発達したおかげで恐ろしい細菌感染症が激減しましたが、それだけで寿命までは伸びません。とりわけ健康寿命を伸ばすために何より重要なのが、栄養です。

肉や魚だけを食べて、野菜や果物をまったく食べないイヌイット族やマサイ族、米国先住民には、ガンも糖尿病もアトピーもほとんどいません。この事実は、肉食が決して悪いわけではなく、病気を防ぐために野菜や果物がたくさん必要なわけでもないことを示しています。

菜食の思想はインドのヒンズー教徒から広がり、宗教を通じて世界中に広まりました。ヒンズー教やヨガの影響で国民の多くが菜食であるインドの平均寿命は68歳と、決して長寿ではなく、糖尿病人口も世界で2番目に多いのです。

つまり、**菜食では健康になれない**のです。100歳の長寿者が珍しくなくなった今日でも、**菜食で100歳まで生きた人はいないのです。**

コレステロールを下げてはいけない

ＬＤＬコレステロールは「悪玉」と呼ばれて、下げようとしている人たちがたくさんいます。しかし下げるのは逆効果で、生命力が低下してしまいます。

脂質の研究者たちは、「ＬＤＬコレステロールが高いほうが健康で長生きできる」ことを証明しています。

ＬＤＬコレステロールから、次のようなものがつくられます。

①神経細胞やミエリン（神経の被膜）
②細胞膜（筋肉や骨量を増やすために不可欠）
③副腎皮質ホルモン（炎症を治すために不可欠）
④男性ホルモン・女性ホルモン（睡眠にも不可欠）

ＬＤＬが少なくなると、神経のダメージも、筋肉の損傷も、痛みや腫れも治りにくくなります。性ホルモンが減ると、若さと意欲がなくなります。また性ホルモンから睡眠物質がつくられますから、性ホルモンが減ると不眠になって疲れが取れなくなります。

ＬＤＬが高いということは、「神経や筋肉のダメージが多いから、補修材料がたくさん必要」ということです。治すところが多いから、肝臓が多くつくっているのです。

ＬＤＬが多くても動脈硬化の原因にはならないことが、世界中の脂質研究によって証明されています。

ＬＤＬが少ないと細胞膜や血管が脆くなるため、脳卒中のリスクも認知症になるリスクも高くなります。筋肉や神経のダメージも回復しにくいため、筋痛や神経痛も悪化します。

さらに、**ＬＤＬが少ないと脳のセロトニンが減って、うつ病になりやすくなります。**産後うつも、低コレステロールが原因です。

つまり、**コレステロールが少ないと心身が虚弱になる**のです。したがってコレステロールを下げる薬（スタチン剤）を飲み続けていると、神経も筋肉も血管も脆くなって、腰痛と坐骨神経痛がひどくなって歩けなくなったり、脳卒中や認知症になったり、筋肉が溶けてしまう難病（横紋筋融解症《おうもんきんゆうかいしょう》）になる恐れもあります。ですから、絶対にスタチン剤だけは飲まないほうがいいのです。

コレステロール値を下げてはいけないのです。

動脈硬化の原因はカルシウムだった

「肉に含まれる動物性脂肪は、血管に詰まって動脈硬化になる」という説は間違いです。中性脂肪やコレステロールは、タンパク質に包まれたリポタンパクとして存在しているため、血管に詰まることはありません。

1988年にアメリカで、「コレステロール悪玉説」に基づいて「心筋梗塞を減らすためにコレステロールを減らそう」というキャンペーンが行なわれました。肉や卵などの動物性食品を控えて、コレステロールを下げる薬を飲んで、コレステロール値を下げようと努力したのです。

ところが20年経っても心筋梗塞の患者は減らないどころか、日本人の3倍以上も発症率が高いうえに、肥満や糖尿病になる人が逆に増えてしまった、という結果になりました。この大失敗から、「コレステロールが原因ではなかった」ことが明らかになりました。

1991年に発表されたフィンランドの「ビジネスマン研究」も有名です。(Strandberags, 1991)

この研究は、心筋梗塞の危険因子をもつ約1200名を二つのグループに分けて、一方（介入群）には「コレステロール降下剤とともに、動物性食品を控える食事指導」を5年間にわたって行ない、もう一方（対照群）にはとくに何も指導せず本人の自由に任せました。

〈心臓病死〉（Strandberags、1991）

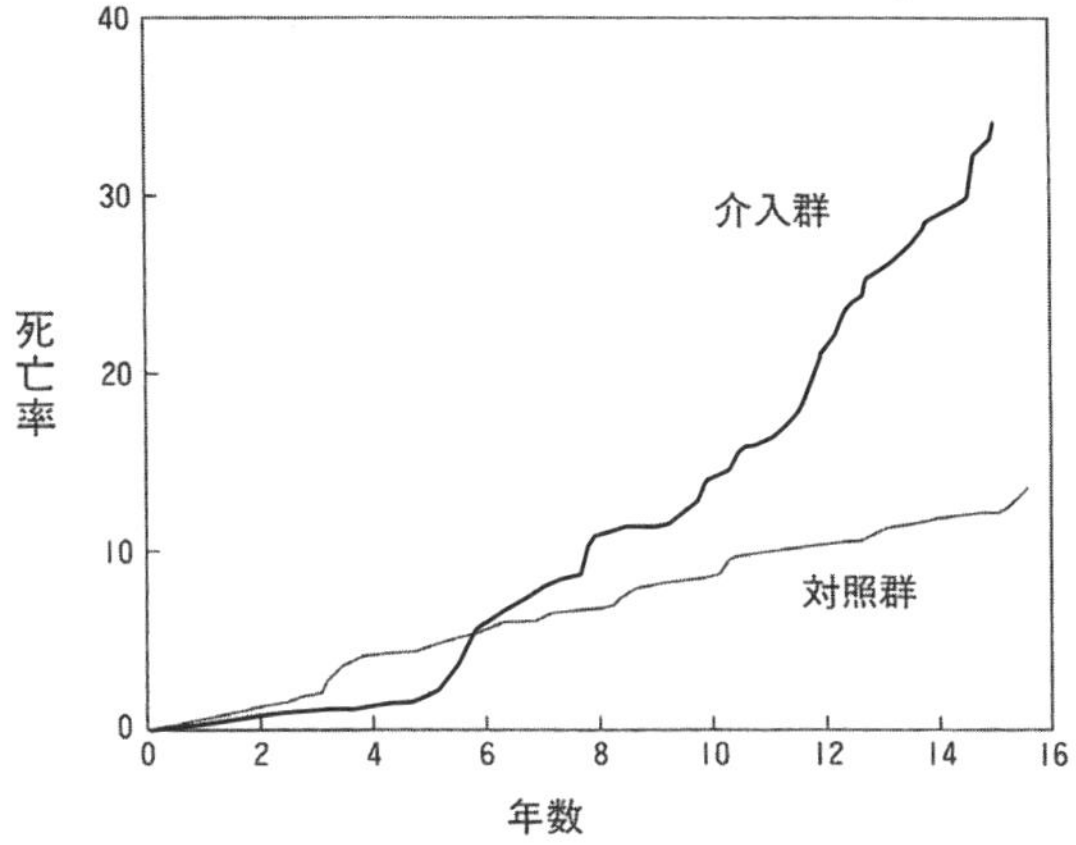

「食卓が危ない!! あなたの油選びは間違っている」奥山治美著（ハート出版）より

その結果、5年を過ぎたあたりから徐々に食事指導を行なった介入群の死亡者が増え始め、その後は年を経るほど差が開いていき、ついには介入群の心筋梗塞の死亡率が、対照群の2・4倍にも達したために15年で実験が中止されました。

つまり、**動物性食品を控えることで心筋梗塞による死亡率が高くなった**のです。

ドイツ・ミュンヘン大学の教授だった心臓

血管外科医であるワルター・ハルテンバッハ博士は、**「動脈硬化の血管に蓄積しているLDLコレステロールは、わずか1%にすぎない。脂肪やコレステロールは動脈硬化症や心筋梗塞とは関係ない」**と明言しています。

そして**血管を詰まらせている主成分はカルシウム**だと言っています。何十年も心臓病患者の血管を直に見てきた医師がこのように明言しているのですから、疑う余地はないでしょう。

また、脂質研究者たちによって、動脈硬化の真犯人は「血管の炎症」であることが明らかになっています。**LDLコレステロールは、その炎症を修復する目的で細胞膜の材料を供給するために集まっていたにすぎない**のです。（Libby P: Scientific American, May, 29-37, 2002）

心筋梗塞も、動脈硬化ではなく「血液凝固」によっておきることがわかっています。**血液を凝固しやすくするのは、肉の動物性脂肪ではなく、サラダ油に含まれる「リノール酸」です。サラダ油が炎症を促して、血管の炎症を引きおこす**のです。

つまり、動物性脂肪もコレステロールもまったく悪くはないのです。控えるべきは、植物油に含まれるリノール酸なのです。

動脈硬化の閉塞物質がカルシウムということは、カルシウムを過剰に摂れば動脈硬化になるということです。

「ヨーグルト不老長寿説」を提唱したエリー・メチニコフが、71歳で動脈硬化を伴った尿毒症で死亡したことは、第1章で述べました。

メチニコフが動脈硬化で腎臓も悪くなったのは、ヨーグルトでカルシウムを大量に摂り続けたからでしょう。過剰なカルシウムは、排泄するために腎臓に集まって尿路結石になり、排泄されない分は血管に蓄積していって動脈を硬化させていったと考えられます。

「酸性食品」「アルカリ性食品」は死語

「肉ばかり食べていると、血液が酸性になって良くない」というのは時代遅れの考えで、何を食べても血液のpHは変わらないことが明らかになっています。ですから今では、「酸性食品」とか「アルカリ性食品」といった用語は死語となっています。

血液のpHは、血液中に含まれるガス成分―重炭酸イオン（CO3）と炭酸イオン（CO

2）のバランスによって決まります。このバランスは、血液が常にpH7・4の弱アルカリ性に保たれるように肺と腎臓によって厳密に調整されていますので、食べ物でコントロールする必要などまったくないのです。

血液が酸性に傾く原因は、乳酸菌が分泌する「乳酸」にあるのです。

肉を食べても、大腸ガンにはならない

「肉を食べると大腸ガンになりやすい」と言われていますが、それについて検証された研究があります。

ステージ3の大腸ガン1011人を対象に、「赤身肉および加工肉の摂取量と、大腸ガンの再発・死亡との関係」を調べた論文が、2022年2月の「JAMA Network Open」というジャーナルに掲載されました。

赤身肉の摂取量がもっとも少ない（週に平均1・5枚のステーキを食べる）グループと、赤身肉を毎日食べているグループで、大腸ガンの再発または死亡率を比較したところ、赤

身肉の摂取量と大腸ガンの再発や死亡率との関連は認められなかった、という結果でした。

つまり、**肉と大腸ガンの再発や悪化は関係ない**ということです。

豆腐を食べると、すい臓ガンになりやすくなる！――

「タンパク質は、肉より大豆から摂るほうが良い」という考えは間違いです。

国立ガン研究センターが9万人以上を対象に行なった『大豆食品の摂取量と、すい臓ガン罹患との関連』を調査したコホート研究で、**『大豆食品―とくに豆腐を多く食べている人は、すい臓ガンになりやすい』**と発表しています。つまり、豆腐はすい臓を悪くするのです。

豆腐に限らず、豆乳や煮豆や枝豆、厚揚げやがんもどき、きなこや大豆プロテインなどといった大豆食品はすべて、あまり食べないほうがいいのです。

なぜかというと、大豆には何種類もの「毒」が含まれているからです。

代表的なのは、「レクチン」です。**レクチンは、植物が鳥や虫に食べられるのを防ぐた**

めにつくる「毒」です。人間も常用していると、胃腸の粘膜がただれてリーキーガットになります。リーキーガットになると、腸から未消化タンパクや腸内細菌が血液に侵入してきます。血液に侵入してきた未消化タンパクや腸内細菌は、免疫細胞がすぐに退治しますが、その際に軽度な炎症がおきます。それによって血液中に、炎症性サイトカインが増えます。「炎症をおこせ！」というメッセージが血液によって全身に循環することで、身体のあちこちに炎症がおきやすくなります。

また、**炎症性サイトカインが増えるほどインスリン抵抗性が上がる**ので、高血糖になりやすくなります。

大豆には、**甲状腺腫を誘発する「ゴイトリン」**も含まれています。甲状腺腫になって甲状腺ホルモンが減ると、基礎代謝が低下します。すると体温が低くなり、すべての内臓の働きが低下し、脳の機能も低下し、筋力も弱くなって活力がなくなります。

大豆には、**タンパク質の消化を妨げる「トリプシン・インヒビター」**という成分も含まれています。トリプシンは、すい臓から分泌されるタンパク質の消化酵素です。インヒビターは、「阻害するもの」という意味です。つまり、大豆を食べることでタンパク質の消化酵素が阻害されて、タンパク質の消化が悪くなるのです。その結果、タンパク質不足になって、貧血になり、筋肉量が減って体温が低下し、代謝が悪くなるのです。

レクチンやゴイトリン、トリプシン・インヒビターといった成分は、発酵によって消失しますから、味噌や納豆や醤油などには含まれていません。しかし、発酵してもなくならない成分もあります。

例えば、「リノール酸」です。リノール酸はとても酸化しやすいので、食べる前にすでに酸化しています。酸化したリノール酸は猛毒で、身体の酸化と炎症を促します。そのため、大豆を食べるとアレルギーやアトピーの炎症が悪化するのです。

また、大豆には「食物繊維」も多く含まれているので、ガスが大量に発生します。そのため大豆をたくさん食べるとお腹が張ってしまいます。さらに、大豆には**「イソフラボン」**も多く含まれています。イソフラボンは適量ならば有益ですが、**過剰に摂取すると女性ホルモン（エストロゲン）に関連した疾患―乳ガン、子宮ガン、子宮筋腫、卵巣ガン、大腸ガンなどを誘発**します。そのため、1日70ミリグラム以下にするよう勧告されています。

例えば、納豆45グラム入りを2パックで71ミリグラム、豆腐1丁（300グラム）で80ミリグラム、豆乳200グラムを2パックで82ミリグラム、きなこ大匙8杯（48グラム）で77ミリグラムといった量で適量を超えてしまいます。いくつかの大豆製品を組み合わせて食べれば、すぐに過剰になってしまいます。

このように大豆をたくさん食べていると、リーキーガットをはじめ、甲状腺ホルモンやタンパク質の不足、ホルモンに関連した疾患などになりやすいのです。

「肉より大豆のほうが身体に良い」という考えは、改めるべきでしょう。

大豆をやめて、治った人たち

★4年前に、身体中に大きな湿疹ができて痒くて銀行を辞めたという52歳の男性が来院しました。100キロを超える肥満体で、過敏性腸症候群と痛風もあり、医者から大腸の全摘出を勧められていました。
食事を伺うと、朝はパン、昼はパスタで、夜は帰宅後に豆乳を1リットルも飲んでいました。そこで、パンとパスタをやめてごはんを食べるように、そして豆乳もやめるようにアドバイスしました。

すると1ヶ月もしないうちに症状が激減して、お腹周りも10センチほど減りました。そして8ヶ月で、湿疹が完全になくなりました。

★昨年の春に、体重108キロの60歳の男性が来院されました。
大学時代から40年もウエイトトレーニングを続けてきただけあって、筋肉の塊のような身体をしています。にもかかわらず左の首と腰が痛くて、ときどき左脚の坐骨神経痛に悩まされて、いくつもの治療院を巡ってきましたが治りませんでした。そんなとき、『大豆毒が病気をつくる』を読んで、「大豆毒が原因に違いない」と確信しました。身体を大きくするために大学時代から大豆プロテインをガンガン飲んで、さらに数年前から豆腐もたくさん食べるようにしていたということでした。

さっそくお腹をチェックすると、左の下腹部に圧痛とシコリがありました。首をゆるめてから、左の下腹部をゆるめたら、腰の痛みがなくなり左脚のしびれがなくなりました。

大豆プロテインをホエイに変えて、豆腐を食べないようにしたら、首と腰の痛みも坐骨神経痛もなくなりました。

★今年の春に、56歳の営業職の男性が来院されました。
若いころからウエイトトレーニングを続けてきたため筋肉質で、見るからに丈夫そうな身体をしています。ところが、しょっちゅうお腹や腰が痛くなって、今まで治すために100万円以上も使ってきたといいます。

私のYouTubeを見て「豆腐が原因だ」とわかり、さっそく毎晩食べていた湯豆腐をやめました。豆腐とキノコをやめて、ごはんと肉か魚か卵を中心にした食生活に切り替えました。すると、わずか1週間で腹痛も腰痛もまったくなくなりました。以前より断然、体調が良くなりました。

営業に行った豆腐の懐石料理店の会長は4回もガンを患い、経営を引き継いだ40代の息子さんも、30分座って話しているだけで腰が痛くなるということでした。「きっと大豆毒のせいだと思ったけど、口には出せませんでした」と残念そうに言っていました。

筋肉がもっとも発達するのは「羊肉」

タンパク質は、アミノ酸の集合体です。私たちの身体を構成しているアミノ酸は、全部で20種類です。20種類のアミノ酸の組み合わせによって、さまざまなタンパク質が遺伝子の設計図に基づいてつくられています。

筋肉をつくるアミノ酸はバリン、ロイシン、イソロイシンの3種で、これらはまとめてBCAA（分岐鎖アミノ酸）と呼ばれています。**BCAAは筋肉を大きくするためにもっとも必要なアミノ酸で、肉に多く含まれています。**

肉のなかでもとりわけ筋肥大効果が大きいのは、羊肉です。羊肉にはカルニチンというアミノ酸が多く含まれているからです。**カルニチンには筋肉増強作用、運動能力向上作用、そして脂肪燃焼促進作用がある**ことが知られています。

脂肪の70％は筋肉で燃焼されますから、筋肉が多いほど脂肪から多くのエネルギーを得ることができて、肉体的にも精神的にも疲労が軽減して、認知機能も改善するのです。

13世紀に世界最強の騎馬民族であったモンゴル人は、広大なユーラシア大陸を縦横無尽に移動しながら羊を放牧させて、羊を食べていました。今でもモンゴル人たちは、非常に筋肉が発達した良い体格をしています。同じく羊肉をよく食べているオーストラリアやニュージーランドの人たちも、非常に筋肉が発達した良い体格をしています。それは、羊肉に多いカルニチンのせいでしょう。

栄養の「養」という字は、羊を食べると書きます。「羊を食べて栄える」ことが、栄養の原点なのです。

羊肉に続いてカルニチンが多いのが牛肉で、その次が豚肉、もっとも少ないのが鶏肉です。筋肉を大きくしたければ、カルニチンが多い肉を優先して食べるといいでしょう。

羊肉は匂いが苦手という人が多いですが、最近はラム肉を熟成させて臭みを減らしたものが販売されていますので、抵抗なく食べられるのではないかと思います。

タウリンが老化を防ぐ

タウリンは、イカやタコ、甲殻類や貝類、魚類に多く含まれているタンパク質で、滋養強壮剤にも配合されています。

タウリンにはさまざまな健康効果が知られています。例えば、血中の中性脂肪を減らす効果、高い血圧を下げて正常な血圧に保つ効果、肝臓の解毒力を高める効果、疲れ目を改善する効果、インスリンの分泌を促し高血糖を改善する効果、胃の粘膜細胞の寿命を伸ばす効果などがあります。

さらに最近、**タウリンの老化を防ぐ効果が注目**されています。

２０２３年6月9日号のサイエンス誌に**「タウリン不足が老化を促進」**という論文が掲載されたからです。

その研究者らは、マウス、サル、そしてヒトにおいて、年齢とともに身体のなかを巡るタウリンの濃度が減っていくことを見出しました。さらに細胞を使った実験で、タウリンがいろいろなメカニズムで細胞の老化を防いでいることがわかりました。

例えば、老化の原因となるミトコンドリアの機能障害を抑制したり、遺伝子ＤＮＡの損傷を減らしたり、炎症を抑えたりといった作用があることが確認されました。

タウリンが不足すると老化が進むのであれば、「タウリンを補えば老化を防げるのではないか？」ということで、タウリンをマウスに投与してみました。すると、寿命が10〜12％も伸びたということです。人間に換算すれば、80歳から90歳に伸びたことになります。

さらにタウリンは老化だけでなく、さまざまな慢性疾患や病態に関係していることが明らかになっています。

例えば**タウリンの不足によって、肥満や糖尿病、高血圧や肝臓病、慢性炎症などが引きおこされる**ことが示されています。老化はガンを誘発する要因であり、慢性炎症もガンを進行させる要因なので、タウリン不足がガンの発症や進行に関与している可能性があるということです。

イカやタコ、カニやエビ、カキやホタテ、アサリやハマグリやシジミ、ブリやサバなどにはタウリンが豊富に含まれているので、積極的に食べるようにすると良いでしょう。

肉はビタミンが豊富

肉には、生命を維持するために必要なすべてのアミノ酸、すべての必須脂肪酸、**13種類の必須ビタミンのうち12種類が大量に含まれています**。つまり、ビタミンの大半は肉から摂取でき、とりわけビタミンAとE、ビタミンB群は豊富に含まれています。

ビタミンB12とビタミンDは、動物性食品からしか摂れません。

ビタミンAは、皮膚や粘膜を丈夫にするために欠かせないビタミンです。ビタミンAは緑黄色野菜のβカロテンからつくられますが、ビタミンAで摂るほうが効率は良いのです。遺伝的にβカロテンからビタミンAをつくれない体質の人もいて、そういう人はビタミンAを動物性食品から摂るほうがいいでしょう。

唯一、肉から摂れないのはビタミンCですが、海藻やジャガイモ、アボカドやブロッコリー、キャベツなどを少し食べれば補えます。

ジャガイモはソラニンさえ取り除けば安全で、ガスをほとんど出しません。ブドウ糖とカリウムとビタミンCを摂取できる優れた食品です。ただし、油で揚げると発ガン性物質のアクリルアミドが生成されますから、茹でるか蒸すかして食べるのが望ましいです。

胃がもたれるのは、胆汁不足が原因

「脂っこいものを食べると、胃がもたれる」という人もいます。胃がもたれる原因は何でしょうか？

それは、胆汁が少ないことです。

胆汁は肝臓でつくられて、胆のうに蓄えられます。胆のうで濃縮されて、効きが良い胆汁になり、食後に十二指腸に分泌されます。

十二指腸に分泌された胆汁は、胃酸を中和して、脂肪を乳化します。乳化とは、脂を水に溶ける状態にすることです。胆汁によって乳化された脂は、脂肪の消化酵素（リパーゼ）によって分解されて腸からリンパに吸収されます。

ところが**胆汁が十分に分泌されないと、脂肪が乳化されません**。すると**小腸から胃の働きを抑えるホルモンがいくつも分泌されて、胃酸が減って胃のぜん動が弱くなる**のです。その結果、胃の消化力が著しく低下して、もたれるのです。

そして、胃のなかで糖質が発酵してガスを発生し、胃酸の逆流やゲップや胃痛などといった症状を引きおこします。

また**タンパク質が発酵（腐敗）して、「腐敗性アミン」がつくられます。それによって、頭痛やアレルギーや動悸や高血圧などといった症状が引きおこされます。**ヒスチジンというアミノ酸が発酵すると「ヒスタミン」になり、**ヒスタミンが増えると蕁麻疹が出ます。**

さらに、鉄やカルシウムやマグネシウムや亜鉛などといったミネラルの吸収も悪くなりますし、葉酸やビタミンB12などのビタミンの吸収も悪くなります。

また、**胆汁が少ないと大腸も動かないので、便秘になります**。大腸のぜん動をもっとも活発にするのは、胆汁なのです。

つまり、胆汁の出が悪くなると、糖質もタンパク質もビタミンやミネラルも消化・吸収が悪くなり、便秘にもなるのです。

肝臓の病気をしたり、胆のうを切除したり、生まれつき胆汁が少ない体質の人たちは、胆汁不足によっていつも胃腸の具合が悪いのです。そういう人たちは、「ウルソ」（タナベの胃腸薬）を飲むと良いです。ウルソは、合成した胆汁酸です。

胆汁酸は腸から吸収されて肝臓に戻って、また胆汁酸として腸に排出されるという「腸肝循環」をくり返します。ですから飲み続けると徐々に胆汁が増えていき、それによって胃腸の働きが改善していきます。すると栄養が満ちてきて、便通も良くなります。

第5章

減塩すれば、痒みも体重も減らせる

食べないで痩せると、筋肉が減ってしまう！

断食や1日1食、糖質制限などといった方法で痩せると筋肉が減ってしまうので良くありません。筋肉が減ると、お肌の張りと潤いがなくなり、シワが増えてカサカサになるので、決してキレイな皮膚にはなりません。

また、ブドウ糖の貯蔵量が減ってしまうので、食後に血糖値が上がってしまいます。

さらに高齢になると衰弱して、足腰が弱くなり、腰痛や膝痛に悩まされ、いずれは歩くことも困難になり、転倒すれば骨折して寝たきりになってしまいます。また、うつ病や認知症にもなりやすくなります。

食べないで痩せると筋肉が減って衰弱し、悲惨な状態になってしまうのです。ですから、**「とにかく痩せればいい」という考えは危険**です。

では、どうすれば筋肉を減らさずに減量できるでしょうか？

脂肪太りと水太り

同じ肥満といっても、「脂肪が多い肥満」と「水でパンパンになっている水太り」では原因が異なります。

体脂肪を増やす原因となるのは、「果糖」です。果物や果汁に多く含まれている糖です。砂糖もブドウ糖と果糖が結合した糖なので、半分は果糖です。黒砂糖も同じで半分は果糖です。甘い清涼飲料水やスポーツドリンクなどに入っている果糖ブドウ糖液糖は、半分以上（50〜90%）が果糖です。

腸から吸収された果糖は、肝臓でほぼ100%中性脂肪に変えられます。そして、高脂血症や脂肪肝の原因になります。するとインスリンの効きが悪くなって、ブドウ糖が細胞に入りにくくなります。そうして高血糖になると、血糖値を下げるためにインスリンが大量に分泌されます。その大量のインスリンによって、血液中の中性脂肪が皮下脂肪や内臓脂肪に取り込まれていって、体脂肪が増えていきます。

また、果糖は「過食」の原因にもなります。

ブドウ糖を摂取すると、食欲を増進させるホルモン「グレリン」が減ります。脳が満足するからです。

反対に**果糖を摂取すると、食欲増進ホルモン「グレリン」が増えます**。そのため「もっと食べたい」が止まらず、ついつい食べすぎてしまいます。

つまり、**脂肪太りと過食の元は「果糖」**なのです。

一方、**水太りの元は「塩」**です。塩も食欲を増進させますが、それ以外にも太る理由があるのです。

身体のなかの水分はすべて塩水で、その塩濃度は0・9%です。

ということは、血液1リットル（1000cc）中に塩は何グラムあるでしょうか？

塩濃度が0・9%ですから、9グラムですね！

では、**塩を9グラム摂取する**と、血液はどうなるでしょうか？

塩濃度を0・9%に保つには、**血液を1リットル増やさないといけません**。だから塩辛いものを食べると喉が渇いて、水分を飲みたくなるのです。そうして血液の水分を増やして、塩濃度を0・9%に保つのです。**血液が1リットル増えれば、体重が1キロ増えます。**

そして血液量が増えれば、心臓は強い力でポンプしなければいけなくなるので、血圧が上がるのです。すると血液中の水分を血管から追い出して、心臓の負担を減らそうとします。その結果、身体中がむくんでパンパンに膨張してしまいます。これが水太りです。**9グラムの塩を排出するには、健康な人でも1週間くらいかかります。**ですから毎日塩をたくさん摂り続けていると、どんどん身体が膨らんで体重が増えていきます。

もし体脂肪はそれほど多くないのに、適正体重より30キロも多いのであれば、過剰な水分が30リットルもあるということです。それは過剰な塩が、9g×30ℓ＝270グラムもあるということです。

「多くの種類のミネラルが含まれた天然塩であれば、いくら摂っても問題ない」というのは間違いです。**どんなに良い塩でも、成分の大半は塩化ナトリウムですから同じ**です。

塩を摂って血液量が増えると、血圧が高くなります。血圧が上がれば交感神経が緊張するので、血糖値も高くなります。この場合、血糖値を下げる薬を飲むより、減塩して過剰な水と塩を減らすほうが有効でしょう。

ちなみに、塩で血圧が上がる人は、高血圧症の2割しかいません。残りの8割は、塩を摂っても高血圧にはなりません。塩で血圧が上がるかどうかは遺伝子で決まるようです。

塩をたくさん摂っても大丈夫な人がいるからといって、自分も大丈夫とは限りません。また塩で血圧が上がらない人でも、**塩をたくさん摂ると血管壁が硬くなる**ことがわかっています。そのため塩を多く摂り続けていると、いずれは動脈硬化になって血圧が上がることになります。

塩を摂るほど痒くなる！

マグネシウムにはさまざまな健康効果があります。

例えば、筋肉や神経の緊張をゆるめてコリや痛みを和らげる作用、血管を拡張させて高い血圧を下げる作用、インスリンの生成を助けて血糖値を下げる作用などといった効果があります。しかし、口から摂取してもたいして吸収されないため、下剤としての効果しか得られないことが多いのです。

私は何年も吸収の良いマグネシウム剤を探していましたが、あるときマーク・サーカス博士の著書「トランスダーマル・マグネシウム・セラピー」(iUniverse)（トランスダーマルは「経皮吸収」の意）を読んで、「腸からはほとんど吸収されないが、皮膚からは１００％吸収される」と知って、さっそくマグネシウム塩水をつくって塗ってみました。するとコリや痛みが軽減しましたが、肌がガサガサに荒れてしまいました。

そこで、最小限のマグネシウムで効果が得られるように特殊な電解水を用いて、さらにヒアルロン酸とセラミドを加えてローションをつくりました。このローションは、コリや痛みを軽減させたり、高血圧や糖代謝を改善させたりするにはとても効果的でした。

しかし、アトピーの人はかぶれてしまうのです。生理的食塩水やカリウム塩水でも、かぶれます。つまり、**塩でかぶれて痒くなる**のです。

また、塩を多く摂っても痒くなります。**汗に含まれる塩分で、かぶれる**のです。**アトピーの人たちはみんな塩を過剰に摂っています。**それは「天然塩ならいくら摂っても大丈夫」とか「病気はミネラル不足によっておきるのだから、天然塩でミネラルを補えば治る」などといったウソを信じているからです。

また、タンパク質が少ない食事をしていることも原因でしょう。

人間は**タンパク質が足りないと、しょっぱいものが欲しくなる**のです。

どんなに良い塩でもたくさん摂れば、痒みが増してアトピーが悪化するのです。

食品に含まれる塩分量

厚生労働省は塩の摂取量を、成人男性は1日7・5グラム以下に、成人女性は1日6・5グラム以下にするよう勧告しています。

しかし、男性7・5グラム、女性6・5グラムというのはかなり難しいでしょう。

例えば、みそ汁1杯と塩サバ半身を食べたら、塩をおよそ4グラム摂ることになります。糠漬けのキュウリを1本食べれば、塩を5グラムも摂ることになります。浅漬けでも、キュウリ1本（約100グラム）で塩を2グラムほど摂ることになります。

塩鮭100グラムには、甘口でも最低5グラムは塩が含まれていますし、辛口なら8グラム以上も含まれています。

食パン6枚切り2枚に、約1・6グラムの塩が入っています。

親子丼にはおよそ3・4グラム、ミックスサンドにはおよそ2・3グラムの塩が入っています。

意外なことに、ざるそばにも1食分に塩が約3グラムも入っています。つゆにソバ湯を入れて飲み干して野沢菜も食べれば、5グラムくらい塩を摂ることになります。かけうどん1杯には、約6グラムの塩が入っています。

茹でただけで味付けをしていないパスタにも、1食分に約1・5グラムの塩が入っています。

炊き込みご飯には、ごはん茶碗2杯分で約4・5グラムの塩が入っています。

つまり、**しょっぱいと感じないものにも案外多く塩が入っている**のです。そのため、薄味にしているつもりでも実はかなりの量を摂っているのです。

ちなみに、もっとも塩が多いのはラーメンで、ラーメン屋でラーメン1杯食べてスープを全部飲み干してしまうと9グラムも摂ることになり、インスタントラーメンやカップ麺でも1杯で6グラム摂ることになります。

お酒を飲んだ翌朝、目の周りや顔がむくんで腫れぼったくなるのも、塩のせいです。お酒に合うものは、塩分が多いのです。シメにラーメンを食べたら、一晩で軽く12グラムを超えてしまうでしょう。

無理なく減塩する秘訣

1日の塩分を7・5グラムとか6・5グラムに抑えるには、1食あたり2グラムにするつもりでないと達成できません。そこで、無理なく減塩できる秘訣をお教えしましょう。

まずは、**「タンパク質をしっかり摂る」**ことです。タンパク質が足りないと、塩が欲しくなるからです。

次に、**「味付けをしない」**ことです。

日本の料理の基本は、煮物です。煮込むときに、まず酒と砂糖を入れて、次に醤油を入れます。つまり食品に、糖と塩をたっぷり含ませたのが煮物なのです。煮物には、だいたい1〜1・5％の塩分が入っていますから、煮物を100グラム食べると1〜1・5グラムの塩を摂ることになります。肉野菜炒めなども、塩や醤油や味噌などで味付けすることで塩分を2グラムくらい摂ることになります。

みそ汁で約1グラムですから、おかずに使える塩分は1グラムしかありません。

ですから味付けはしないで、**肉や魚をただ焼くだけ、茹でるだけ、蒸すだけにすればよい**のです。そして食べるときに、醤油やポン酢や煎酒《いりざけ》などを少しかけるか、塩コショウをすればよいのです。海外ではそれが当り前です。そうすれば自分がどれだけ塩分を摂っているか自覚しやすいので、摂取量をコントロールできます。

そして、**「漬物を食べない」**ことです。

ナスやキュウリの漬物は、塩分のほかレクチンも摂ることになります。野沢菜は、塩分のほか硝酸態窒素も摂ることになります。硝酸態窒素は胃でニトロソアミンという発ガン性物質に変わり、胃ガンや大腸ガンや糖尿病などの原因になります。

最後に、**「カリウムを摂る」**ことです。カリウムにはナトリウムを排泄する作用があり、ナトリウムと同量摂るのが望ましいとされています。カリウムは野菜や果物に多く含まれていますが、果糖は摂らないほうがよいので甘い果物はお勧めできません。また食物繊維が多い野菜も腸内ガスを増やすので、あまり良くはありません。

お勧めのカリウム源は、ノリ、ワカメ、モズク、ヒジキといった海藻類、ジャガイモ、アボカド、ブロッコリー、キャベツ、レタス、大根などです。

また、**「やさしお」を使う**のも有効です。「やさしお」はマグネシウムが豊富な瀬戸内の自然塩と塩化カリウムをブレンドした塩です。ナトリウムとカリウムが同量入っていますので、ナトリウムの過剰を防げます。

「味の素」は、胃腸の粘膜を守る作用がある

「味の素は悪い」と信じている人が多いですが、まったくの間違いです。味の素の主成分はグルタミン酸という「うま味成分」で、体内でもつくられているアミノ酸ですから悪いはずがありません。

味の素は、サトウキビの糖蜜にグルタミン酸産生菌（コリネバクテリウム・グルタミカム）を加えて発酵させてつくられます。発酵液のなかで、グルタミン酸産生菌が糖をグルタミン酸に変えていきます。最後に、沈殿したグルタミン酸を取り出して乾燥させたのが味の素です。

こうして**発酵によってつくられたグルタミン酸も、鰹節や昆布などから抽出したグルタミン酸も、まったく同じ**です。

みそ汁1杯に耳かき半杯も入れれば十分で、きわめて簡単にダシのうま味を加えられます。いちいちダシを取るのが面倒とか不経済だと思う人は、大いに利用すればよいのです。グルタミン酸は料理をおいしくするほか、**「胃腸の粘膜を保護して、リーキーガットの修復を促す」という効果**もあります。

立命館大学薬学部の天ヶ瀬紀久子教授の研究で、「グルタミン酸は、ピロリ菌や痛み止めによる胃腸粘膜の傷害を防いで、腸内細菌が粘膜内に浸潤することを抑制する」ことが証明されています。（薬学雑誌 131(12)1711-1719.2011）

安価で、料理をおいしくして、胃腸にも良いという、まさに一石三鳥の調味料なのです。そして、うま味によって塩分も減らせます。

また味の素にわずかに（2・5％）含まれるイノシン酸とグアニル酸は、ヌクレオチド（核酸の構成成分）の一種です。

ちなみに、グルタミンを飲むと腸から吸収されて、肝臓でグルタミン酸に変わります。そしてグルタミン酸とシスチンとグリシンという三つのアミノ酸から、肝臓で「グルタチオン」がつくられます。

グルタチオンは活性酸素を消去して、肝臓の解毒力を高める作用や、抗ガン作用もある抗酸化物質です。そのグルタチオンは、グルタミン酸がなければつくれないのです。

第6章

胃腸を活性化させる施術「VR法」

背骨や骨盤を矯正しなくても、腰背の痛みが取れる！

整体は、背骨や骨盤の手技が大半を占めています。私も30年以上、背骨の両側をオイルマッサージでゆるめてきました。そうして背筋をゆるめてから、「開節法」で矯正するのです。開節法は1998年に考案した整体法で、『関節のつぶれている側を（合気力で）揺らしながら開いていく』という手技です。オイルマッサージで筋肉を柔らかくすると、骨格を揺らすのも楽で矯正しやすいのです。

2004年に『腰痛解消！神の手を持つ12人』（現代書林）に掲載されると「ゴッドハンド」と呼ばれるようになり、全国から腰痛の方がたくさん来院されました。治って喜ばれたことも多かったですが、なかには治らない人もいました。治らない方々に共通していたのは、お腹の調子が悪いことでした。胃腸が悪くて栄養が十分に摂れないために、筋肉や骨が脆弱になっている人もいましたが、若くて筋肉質な人でも痛みが取れない人がいました。

5年ほど前に、筋肉質でガッシリした体格の30歳の女性がひどい腰痛で来院されました。

以前、パチンコ屋で働いていたときにパチンコ玉の箱を何段も重ねて持ち運んで痛めたと聞いていました。「それなら背中をオイルマッサージでゆるめれば、すぐに治るだろう」と思っていました。ところが、いざ来院されて症状を伺うと、お腹が痛くてうつ伏せにはなれないというのです。

そこで仰向けに寝てもらってお腹を触ってみると、まるで臨月の妊婦のようにパンパンに膨れていて、少し触っただけでも非常に痛がりました。両脚も「溶けそう」なほど常にしびれていて、イスに腰かけているのもつらいと言いました。

仰向けで腰も背中も施術できないので、首の胸鎖乳突筋《きょうさにゅうとつきん》をゆるめようと触ってみると、石のように硬かったのです。胸鎖乳突筋をゆるめるだけで、かなりの時間がかかりました。

胸鎖乳突筋がゆるんでから、お腹のガスを抜きました。パンパンに膨張しているのは、腸内にガスが溜まっているからです。30分以上かけて、オイルマッサージでガスを抜いていきました。ガスが抜けると脚を動かしても痛がらなくなりました。そこで、脚を施術しました。すると脚に停滞しているリンパ液が上半身に返るので、脚がとても軽くなります。

おき上がってもらうと、「すごい楽！」と言いました。腰はまったく触ってもいないのに、腰の痛みがかなり減ったのです。

食生活をお聞きすると、リーキーガットになる食品やガスがたくさん出る食品を大量に食べていました。そこで、腸を良くするために「食べないほうがいい食品」を教えました。彼女は忠実に実行して、毎月1回来るたびに症状が軽くなっていきました。そして半年で、腰の痛みも両脚のしびれもなくなりました。

つまり、**腸内ガスが腰痛と脚のしびれをおこしていた**のです。ガスで膨満した大腸が、足腰に向かう血管を押しつぶしているために、足腰が血流不足（酸欠）になって痛みやしびれがおきていたのです。

原因をつかめたことで、背中や腰の施術は必ずしも必要ではないことがわかりました。それから5年間にわたっていろいろな方に試してみて、**仰向けで首（胸鎖乳突筋）をゆるめてから腸内ガスを抜くと、背中や腰がゆるんで楽になる**ことを確認しました。つまり、背骨や骨盤を矯正しなくても、背中や腰の痛みは取れるのです。そして、この方法を**「VR法」**と名付けました。

VRといってもバーチャルリアリティーのことではなく、**「Vagus Nerve Relaxation：迷走神経弛緩法」**の略です。

ストレッチは逆効果！

背骨を支えているのは背筋と言われていますが、実はそうではありません。

身体を植物に例えると、背骨は「幹」に相当します。そして手足は「枝」に、肺や皮膚は「葉」に相当します。では、幹を倒れないように支えているのはどこでしょうか？

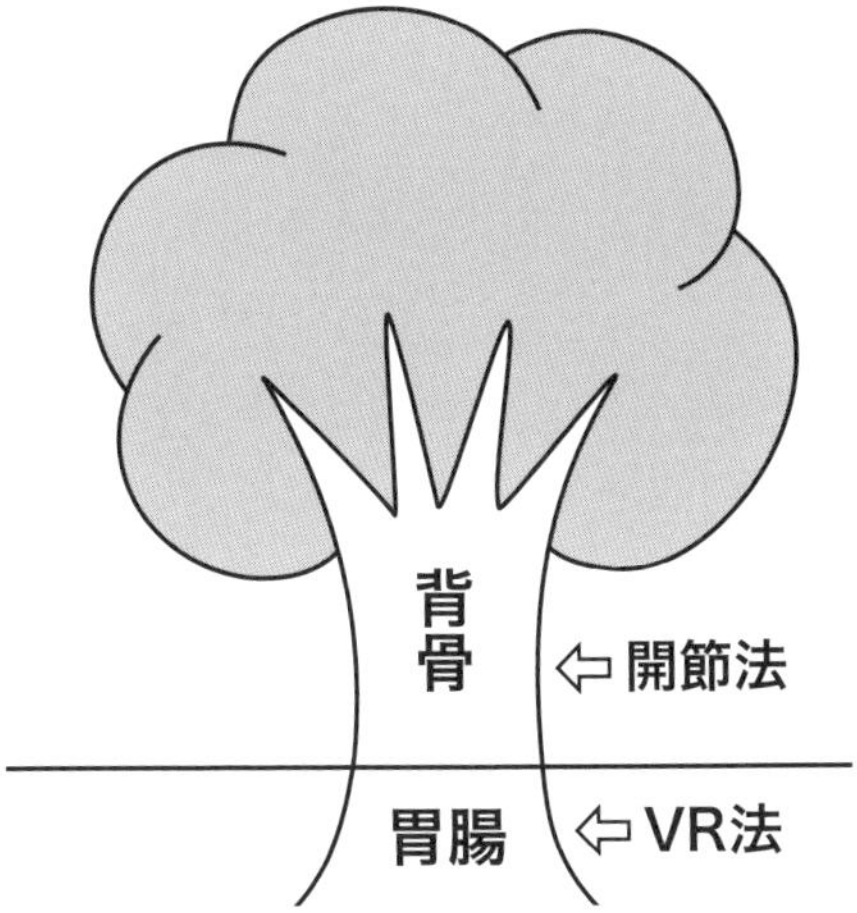

胃腸が背骨を支えている

もちろん「根」ですね！　根は養分を吸収するところですから、「胃腸」に相当します。つまり、**胃腸が背骨を支えている**のです。

曲がって倒れそうになっている幹を、何かで支えたりロープで引っ張ったりしてまっすぐにしても、根が貧弱だったら、すぐにまた曲がってしまうでしょう。

身体も同じで、いくら背骨を矯正しても、胃腸が弱いと背骨を良い形に保てません。たとえ背筋が強くても、お腹が痛いときには良い姿勢でいられません。
つまり、**背骨の形は胃腸次第**なのです。

みぞおちを開いて胸（胸郭）を上げれば、背骨がきれいなS字形になります。しかし、いつも胃が重苦しいという人はみぞおちを開けないので、背骨を良い形に保てません。いつもお腹をかばうように、背骨を丸めています。そうして猫背でいると、背筋はずっと「伸ばされた」ままです。

デスクワークでも家事でも、何をするのも前かがみになってしていれば、背筋は伸ばされています。

つまり、**背中や腰の筋肉は「縮んで硬くなっている」のではなく、反対に「伸ばされて緊張して硬くなっている」**のです。緊張とは「ピーンと張った」状態です。ピーンと張ったロープを引っ張れば、切れてしまうでしょう。

ですから、背中や腰をゆるめるのにストレッチは逆効果で、伸ばせばさらに痛みが増してしまいます。髪の毛が引っ張られたら痛いのと同じで、筋肉も伸ばせば痛くなるのです。

緊張して硬くなった筋肉をゆるめるには、縮めなければいけないのです。

背筋を縮めるには、背骨を反らせばよいのです。

ところが、胃腸の具合が悪い人は反れないのです。

ですから、まず胃腸をゆるめて背骨が反れるようにする必要があるのです。

VR法（迷走神経弛緩法）で胃腸をゆるめると、背骨が反れるようになります。幹ではなく、根を正常にするのです。

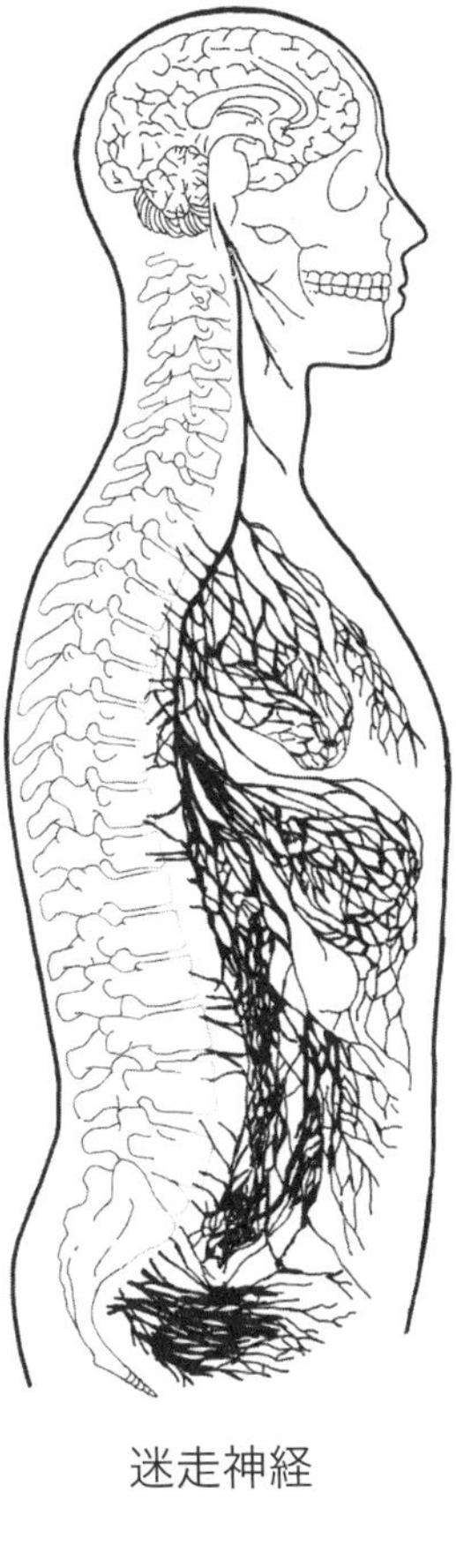

迷走神経

首をゆるめる

ＶＲ法は、まず首の「胸鎖乳突筋《きょうさにゅうとつきん》」をゆるめます。

胸鎖乳突筋は、耳の後ろから、胸骨と鎖骨にかけて付いている筋肉で、その奥に頸動脈と頸静脈と迷走神経が並んで通っています。

頸動脈は、脳をはじめ目や鼻や耳や歯茎などに血液を送る血管です。頸静脈はその逆で、頭部から心臓に血液が戻る血管です。

迷走神経は、脳から内臓に、また内臓から脳に、情報を伝える自律神経です。

胸鎖乳突筋が緊張（膨張）すると、頸動脈も頸静脈も迷走神経もすべて圧迫されます。頸動脈や頸静脈が圧迫されれば、頭部の血流が悪くなり、目や顔がむくんでしまいます。

また迷走神経が圧迫されると、胃腸をはじめとする内臓と脳との神経伝達が悪くなります。そのため、自律神経のバランスが乱れます。

したがって、胃腸の働きを良くするためには、まず胸鎖乳突筋をゆるめて迷走神経の伝達を良くする必要があるのです。

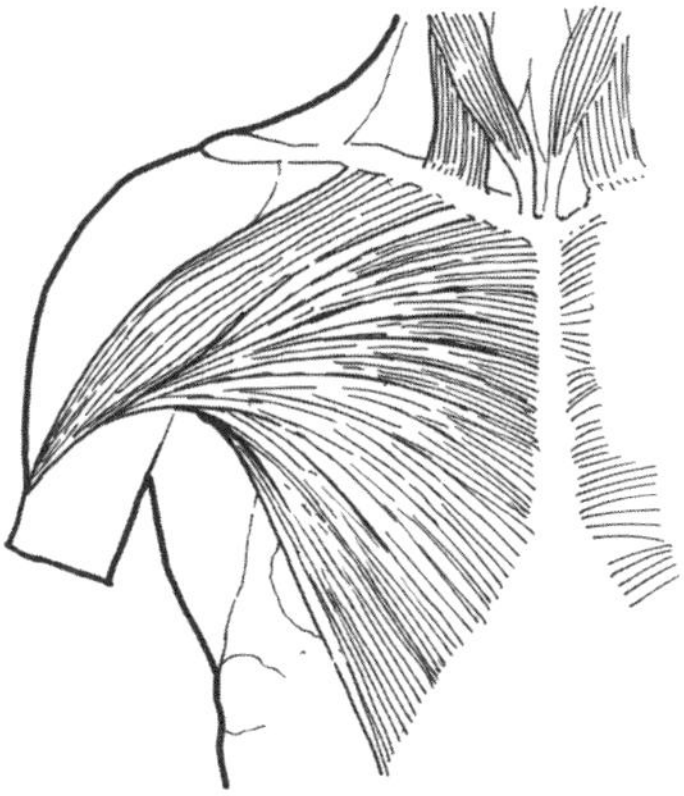

大胸筋

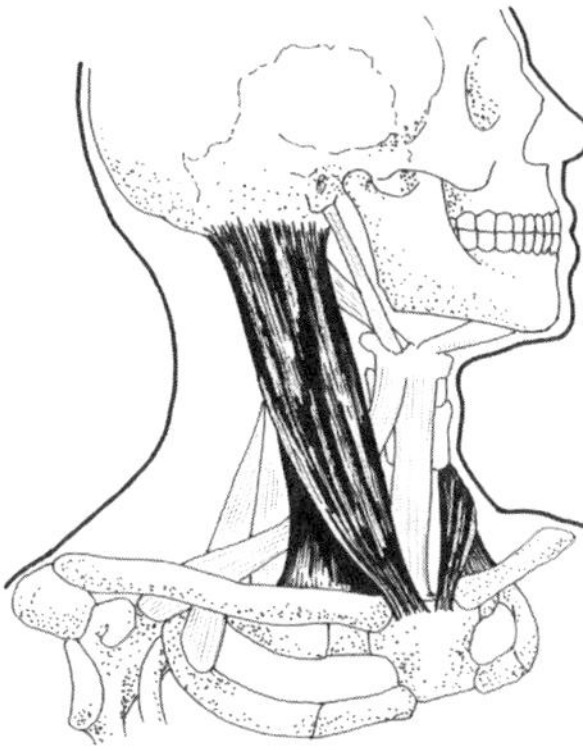

胸鎖乳突筋

しかし、胸鎖乳突筋を押したり揉んだりしても、かえって凝りや痛みが増してしまい、首が回らなくなったりリンパが腫れてしまうこともあります。ですから、**胸鎖乳突筋を押したり揉んだりしてはいけません**。また、**胸鎖乳突筋をストレッチしてもゆるむことはなく、かえって硬くなってしまいます**。

では、どうすれば胸鎖乳突筋をゆるめて柔らかくできるでしょうか？

それは、大胸筋をゆるめればいいのです。

大胸筋は胸全体を覆っている大きな筋肉で、脇のあたりで1本の太い束（腱）になって上腕骨の上部に付着しています。この腱の部分を重点的にゆるめれば、大胸筋がゆるみます。すると、胸鎖乳突筋がゆるむのです。

次に、上腕三頭筋《じょうわんさんとうきん》をゆるめます。上腕の後ろ側にある、肘を伸ばす筋肉です。上腕三頭筋をゆるめれば、胸鎖乳突筋がゆるみます。

さらに、咀嚼筋《そしゃくきん》をゆるめます。咀嚼筋は主に、噛みしめによって硬くなります。咀嚼筋をゆるめるポイントは、コメカミです。ここから三叉神経《さんさしんけい》が出て、3本に分かれて顔面に分布します。その第3枝（下顎神経）が咀嚼筋を支配しているので、三叉神経がゆるめば咀嚼筋がゆるみます。すると顎関節の動きがスムーズになって、口の開閉が楽になります。

こうして**大胸筋・上腕三頭筋・咀嚼筋をゆるめると、胸鎖乳突筋がゆるんで柔らかくなり、首がとても楽になります。**

腸内ガスを抜く

胸鎖乳突筋がゆるんだら、腸内ガスを抜きます。

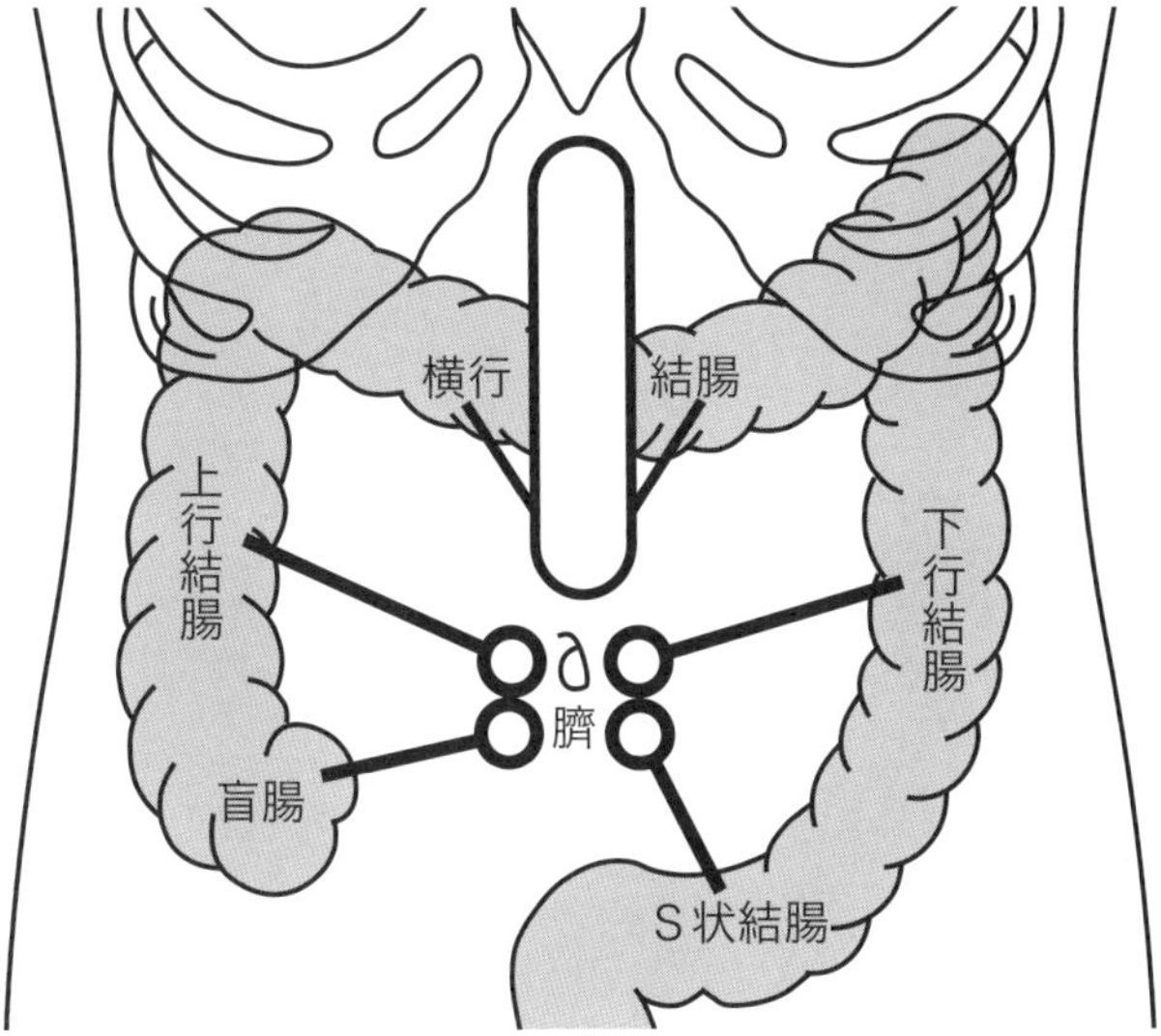

大腸の膨満部と圧痛点

まず軽く圧をかけながら、お腹のどこにガスが溜まっているか確認します。

みぞおちからお臍《へそ》のラインが硬いのは、横行結腸が膨満していることをあらわしています。

お臍の右側が硬いのは、上行結腸が膨満していることをあらわしています。

右の下腹部が硬いのは、盲腸が膨満していることをあらわしています。

お臍の左側が硬いのは、下行結腸が膨満していることをあらわしています。

左の下腹部が硬いのは、S状結腸が

膨満していることをあらわしています。

ガスが溜まっている部位を重点的に、オイルをすり込んでいきます。すると**ガスが腸から血液に吸収されて、肺でガス交換されて呼気とともに排出されていきます。**

最後に、大腸を揺らします。すると、お腹の硬さや圧痛がなくなります。また脚への血流量が増えて、脚が温かくなります。

原因不明の腹痛が、腸内ガスを抜いたら治った！

中高一貫校で英語を教えている52歳の女性は、２０２２年の3月に3回目のコロナワクチンを打った後、下腹部が痛くなって休職せざるを得なくなりました。

病院で「膀胱炎」と診断され、抗生物質が処方されました。ところが何日経っても痛みが治まらず、次々に違う抗生物質が処方され、全部で6種類もの抗生物質を飲みました。

それでも痛みが治まらないので、大腸の内視鏡検査を受けました。しかし、大腸はとてもキレイで、まったく異常はありませんでした。次に婦人科で検査を受けたら、左の卵巣にのう胞とのう腫が見つかったので切除しましたが、腹痛は治まりませんでした。痛み止めや漢方薬や抗うつ剤や睡眠薬などを次々と処方されましたが、まったく痛みが治まらず、あまり食べられないで寝たままでいたため体重が5・5キロも減ってしまいました。

友人の看護師に相談したら「ペインクリニックに行ってみては？」と言われて、ベテランの麻酔科医に診てもらいました。すると私のところに行くように勧められて、6月末に来院されました。

お腹を触ってみると、ガスでパンパンに膨脹していました。おそらくコロナワクチンで生成されたスパイクタンパクが卵巣に集まって痛みと不正出血がおきたものを膀胱炎と診断されて、抗生物質を6種類も飲んだことによって腸内で異常発酵がおきたのではないかと思いました。

VR法でガスを抜いたら、痛みがなくなりました。食事をディフェンシブ・フードに変えて、ガスを減らすサプリメントを飲んで、数日おきに施術して2週間で走れるほどに回復しました。その後、週に1回施術して1ヶ月で治り、9月から職場に復帰して授業ができるようになりました。

大学病院に入院して検査や手術を受けて、何種類も薬を飲んでもまったく痛みが取れなくて4ヶ月間ただ寝ているしかなかったのが、VR法の施術を5回ほど受けただけでウソのように治ってしまったのです。

翌年の7月に、彼女を紹介してくださった麻酔科医が学会で、この症例を発表しました。腸内ガスはレントゲンに黒い影として写りますが、痛みの原因と考える医師はあまりいません。しかし、ガスで膨満するだけで痛くなるのです。膨満した腸が「腸に栄養を送る血管（腸間膜動脈）」を圧迫して、腸が虚血になるからです。また、引き伸ばされた腸壁から腸内細菌が血液に侵入して炎症がおきるからです。

効く施術の秘訣

VR法でもっとも大事なのは、「体重を乗せない」ことです。体重を乗せて圧をかけると、重さに耐えるために無意識に力が入ってしまうからです。

ですから、首をゆるめるのもお腹のガスを抜くのも、絶対に体重を乗せないでマッサージすることが大事です。**体重を乗せるのではなく、「合気《あいき》」で圧をかける**のです。合気とは、大東流合気柔術に伝わる極意で、「瞬時に相手を無力化する技術」です。合気で圧をかけると力が深部まで到達するので、筋肉や腸を効率よくゆるめることができます。

硬い筋肉は「縮んでいる」のではなく、「伸ばされて緊張している」と説明しました。**緊張して硬くなった筋肉は、「疲労素」がたくさん溜まって膨張している**のです。

タイヤが硬いのは、空気圧でパンパンに膨張しているからです。そのタイヤをいくら押したり揉んだりしても、柔らかくはならないでしょう。タイヤを柔らかくしたければ、空気を抜けばいいのです。

筋肉も同じで、**硬い筋肉をいくら押したり揉んだりしても筋肉の微細な血管が破れて、もみ返しがおきるだけ**です。決して柔らかくはなりません。

筋肉を柔らかくしたければ、筋肉に溜まった疲労素をリンパに出せばよいのです。オイルは、疲労素を排出する「クリーナー」なのです。筋肉のゴミ出しが終わると、筋肉が柔らかくなります。すると関節が滑らかに動くようになって、「身体が軽い」と感じます。

お腹が硬いのも同じで、腸内に溜まったガスによって膨張しているのです。ですから、いくらお腹を揉んでも決して柔らかくはなりませんし、強く揉めば腸から出血してしまう恐れもあります。ですから**絶対に「腹もみ」などしてはいけません**。

お腹を柔らかくしたければ、腸内ガスを抜けば良いのです。それには体重をかけてグイグイ揉むのではなく、オイルをただすり込むだけでよいのです。

マッサージオイルは30年以上、ピーナッツオイルとオリーブオイルの調合オイルを使ってきました。これはとても良質なオイルでしたが、①ベタベタする、②衣服に付くとシミが落ちず臭くなる、③液漏れするので持ち歩きに不便、といった難点もありました。

そこで、無臭のココナッツオイルに抗酸化力がきわめて高いスーパービタミンE（デルタ・トコトリエノール包接体）を配合して、独自にマッサージ用クリーム（ロイヤルアメイジング・クリーム）を開発しました。

このクリームは、①きわめて吸収が良くベタつかない、②無色無臭で衣類に付いてもシミにならない、③（夏場を除いて）固形で液漏れしないので持ち歩きに便利、といった理想的なもので、現在は専らこのクリームを使用しています。

あとがき

長い間「善玉菌」として知られてきた乳酸菌が病気の原因になるとは、さぞかし驚かれたことでしょう。**健康になるには、乳酸菌を減らさないといけない**のです。

胃腸の乳酸菌が減れば、お腹が膨満することがなくなるでしょう。

また、ブレインフォグや食後の眠気に悩まされることもなくなるでしょう。

そして、低血糖によるだるさやアレルギーなどに悩まされることもなくなるでしょう。

さらに、ガン体質も改善できるかもしれません。

胃でガスが発生しなくなれば、十分に食べられるようになります。

そうして栄養が十分に摂れるようになれば、筋肉が増えて足腰が丈夫になり、体温が上がって冷えにくくなり、食後高血糖や糖尿病も改善できるでしょう。

また、筋肉が増えればお肌に張りが出て、シワがなくなります。そして筋肉にグリコーゲンが蓄えられれば、みずみずしい潤いのあるお肌になるのです。

健康できれいになりたければ、筋肉を増やすことです。

筋肉を増やすためにもっとも必要なのが、ブドウ糖とタンパク質です。

皮膚もインスリンも筋肉も、すべてタンパク質からつくられるのです。また「材料」がいくらあっても、ブドウ糖という「エネルギー」がなければ何もつくれません。ですから、ブドウ糖とタンパク質が何よりも大事なのです。

胃腸にダメージを与えずに、ブドウ糖とタンパク質をしっかり摂る食事が「ディフェンシブ・フード」です。

ディフェンシブ・フードの基本は、次の3つです。

①白米ごはん（6割）
②肉・魚貝・卵・納豆（3割）
③みそ汁・海藻・野菜（1割）

たったこれだけで、必要な栄養はすべて摂れます。

白米ごはんの代わりに、お餅やジャガイモでもよいでしょう。

肉や魚は、お好みで選べばよいでしょう。卵は（卵アレルギーでなければ）何個食べても大丈夫ですが、納豆は1日1パックまでにしましょう。

野菜や海藻などは、食事の1割もあれば十分です。

ノリやワカメ、ヒジキやモズクなどといった海藻には、身体に必要なミネラルがすべて含まれていますし、ビタミンCや水溶性の食物繊維も豊富です。

野菜は、ブロッコリーやキャベツ、アボカド、大根や人参やレタスなどを、どれか少し摂ればよいでしょう。

こういった食事なら、ごはんさえ炊いておけば、たった10分で食事の準備ができます。つくるのも買い物も楽になり、体調も良くなります。

体質改善に役立つ情報を、**YouTube「体質研究所チャンネル」**とブログ**「体質改善の秘訣」**でも発信していますので、ぜひご覧ください。また、体質改善コンサルティングとVR法を希望される方は、Eメールでご連絡ください。

matsubara@mopera.net

「ディフェンシブ・フード」の基礎となった主な文献をご紹介しておきますので、興味があれば読んでみてください。

乳酸菌の病原性と食物繊維の弊害については、過敏性腸症候群の原因を解明された宇野良治博士の著書「乳酸菌と食物繊維が腸を壊す」と「ピロリ菌除菌問題」から学びました。

食物繊維や乳糖や果糖が発生する腸内ガスがさまざまな症状を引きおこすことは、胃腸の専門医であるノーマン・ロビラード博士の著書「ファスト・トラクト・ダイジェスション-IBS」と「ファスト・トラクト・ダイジェスション-ハートバーン」から学びました。ファスト・トラクト・ダイジェスションは「消化困難」という意味で、「低フォドマップ食」より一歩進んだ「腸内ガスを減らす食事」を提唱されています。

レクチンによってリーキーガットになりさまざまな症状が引きおこされることは、心臓外科医であるスティーヴン・ガンドリー博士の著書「プラント・パラドックス」（邦訳「食のパラドックス」）から学びました。

果糖の毒性については、カリフォルニア大学の小児内分泌障害の専門医であるロバート・ラスティグ博士の著書「ファット・チャンス」（邦訳「果糖中毒」）から学びました。

ブドウ糖の重要性は、応用微生物学の専門家である林敏郎博士の著書「糖が解き明かす人類進化の謎」から学びました。ブドウ糖に関して、これに勝る本はないでしょう。

糖尿病の最新の知見は、糖尿病の専門医である岡本卓博士の著書「本当は怖い糖質制限」

と「糖尿病最新療法2」から学びました。糖尿病について、もっとも正しい情報を伝えている本だと思います。

運動栄養学に関しては、京都大学の運動生理学のスペシャリストである森谷俊夫博士の著書「結局、炭水化物を食べればしっかりやせる！」と「京大の筋肉」から学びました。

塩がもっとも太る原因であることは、生物学者のデイヴィット・ローベンハイマー博士

とスティーブン・シンプソン博士の共著「食欲人」から学びました。博士らは粘菌から昆

虫類、鳥類、霊長類まで多種多様な生物が食べたものを分析して、「タンパク質の必要量

が満たされるまで食べること」「食事のタンパク質比率が少ないと、脂肪と炭水化物の摂

取量が増えること」「タンパク質が足りないと、塩が欲しくなる」などといった事実を明

らかにされました。

貴重な知識を与えてくださった著者の先生方に、深く感謝しております。

最後に、本書の編集をしていただいた知道出版の奥村禎寛氏に心よりお礼申し上げます。

2023年10月

松原秀樹

参考文献

“Fast Tract Digestion-IBS” Norman Robillard, Ph.D.（Self Health Publishing)
“Fast Tract Digestion-Heartburn” Norman Robillard, Ph.D. (Self Health Publishing)
“The Plant Paradox” Steven R. Gundry, M.D. (HARPER Collins)
“Fat Chance “ Robert H. Lustig, M.D., M.S.L. (A PLUME BOOK)
“The Ultimate Nutrient Glutamine” Judy Shabert,MD,RD & Nancy Ehrlich (Avery Publishing Group)
「乳酸菌と食物繊維が腸を壊す」宇野良治著（宝島社新書）
「ピロリ菌除菌問題」宇野良治著（Office Uno Column）
「食品微生物学（検査と制御法）―乳酸菌（特に食品の腐敗細菌として）」木村凡著
（“https://foodmicrob.com/lactic-acid-bacteria/” https://foodmicrob.com/lactic-acid-bacteria/)
「失われてゆく、我々の内なる細菌」マーティン・J・ブレイザー著　山本太郎訳（みすず書房）
「もっとよくわかる！　腸内細菌叢」福田真嗣編（羊土社）
「腸内細菌のベストバランスが病気にならない体をつくる」佐々木淳著（ＫＫロングセラーズ）
「オナラは老化の警報機」荘　淑旂著（祥伝社）

「野菜が糖尿病をひきおこす!?」河野武平著（宝島社新書）
「本当は怖い糖質制限」岡本卓著（祥伝社新書）
「糖尿病最新療法2」岡本卓著（角川SSC新書）
「糖尿病はグルカゴンの反乱だった」稙田太郎著（星和書店）
「やせてはいけない」和田秀樹著（内外出版社）
「コレステロールの欺瞞《うそ》」ワルター・ハルテンバッハ著・大島俊三&小出俊子共訳・奥山治美監修（中日出版）
「糖が解き明かす人類進化の謎」林俊郎著（日本評論社）
「結局、炭水化物を食べればしっかりやせる！」森谷俊夫著（日本文芸社）
「ヒトはなぜ太るのか？」ゲーリー・トーベス著・太田喜義訳（メディカルトリビューン）
「食欲人」デイヴィット・ローベンハイマー&スティーブン・J・シンプソン著・櫻井祐子訳（サンマーク出版）
「血圧を最速で下げる」奥田昌子著（幻冬舎新書）
「ニセ科学を見抜くセンス」左巻健男著（新日本出版社）

著者プロフィール

松原 秀樹（まつばら ひでき）

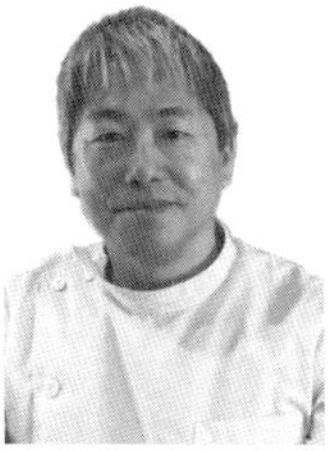

体質研究所主宰 / 桜ヶ丘整体院院長。

体質改善コンサルタント＆整体師。米国国際スポーツ栄養協会認定サプリメントアドバイザー。

合気道4段。

食事で病気を治す方法を40年以上模索し続ける。

生化学・腸管免疫学・運動栄養学・薬理学を独学し、「リーキーガットを修復し、腸内ガスを減らす食事」に変えて、40年間治らなかったアレルギーが治り、弱かった胃腸が丈夫になり、筋肉が増えてだるさと冷え性が解消した。

著書に『大豆毒が病気をつくる』（知道出版）、『自律神経を整える食事』（鳥影社）、『リーキーガット解消法』（日貿出版社）など。

『慢性頭痛を改善に導く神ワザ治療院10選』（文芸社）に掲載。

YouTube「体質研究所チャンネル」で、体質改善に役立つ情報を発信している。

体質研究所HP　https://taishitsuken.com
「体質改善の秘訣」ブログ　https://heal-gut.com

乳酸菌《にゅうさんきん》が病気《びょうき》をつくる

2024年2月9日　初版第1刷発行

著　者　松原秀樹
発行者　友村太郎
発行所　知道出版
〒101-0051 東京都千代田区神田神保町1-11-2
天下一第二ビル3F
TEL 03-5282-3185　FAX 03-5282-3186
https://www.chido.co.jp
印　刷　ルナテック

ISBN978-4-88664-365-0